Entre a vida
e o depois

Hadley Vlahos

Entre a vida e o depois

Traduzido por Ana Beatriz Rodrigues

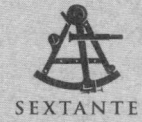

SEXTANTE

Título original: *The In-Between*
Copyright © 2023 por Hadley Vlahos, RN
Copyright da tradução © 2025 por GMT Editores Ltda.

Todos os direitos reservados. Nenhuma parte deste livro pode ser utilizada ou reproduzida sob quaisquer meios existentes sem autorização por escrito dos editores.

coordenação editorial: Sibelle Pedral
produção editorial: Livia Cabrini
preparo de originais: Priscila Cerqueira
revisão: Ana Grillo e Hermínia Totti
diagramação: Valéria Teixeira
capa: Kathleen Lynch / Black Kat Design
imagens de capa: Getty Images Plus e AdobeStock
adaptação de capa: Ana Paula Daudt Brandão
impressão e acabamento: Associação Religiosa Imprensa da Fé

CIP-BRASIL. CATALOGAÇÃO NA PUBLICAÇÃO
SINDICATO NACIONAL DOS EDITORES DE LIVROS, RJ

V851e

    Vlahos, Hadley
        Entre a vida e o depois / Hadley Vlahos ; tradução Ana Beatriz Rodrigues. - 1. ed. - Rio de Janeiro : Sextante, 2025.
        256 p. ; 21 cm.

    Tradução de: The in-between
    ISBN 978-65-5564-992-5

    1. Vlahos, Hadley. 2. Enfermeiros de cuidados paliativos - Estados Unidos - Biografia. 3. Enfermeiro e paciente - Estados Unidos. 4. Enfermagem - Prática. I. Rodrigues, Ana Beatriz. II. Título.

24-95500   CDD: 616.029
                     CDU: 929:614.253.5(73)

Gabriela Faray Ferreira Lopes - Bibliotecária - CRB-7/6643

GMT Editores Ltda.
Rua Voluntários da Pátria, 45 – 14º andar – Botafogo
22270-000 – Rio de Janeiro – RJ
Tel.: (21) 2538-4100
E-mail: atendimento@sextante.com.br
www.sextante.com.br

Para meu marido.
Sempre me disseram que meus
sonhos eram grandes demais.
Até que você chegou me incentivando
a sonhar ainda mais alto.

SUMÁRIO

INTRODUÇÃO, 9

CAPÍTULO UM Glenda, 17

CAPÍTULO DOIS Carl, 34

CAPÍTULO TRÊS Sue, 52

CAPÍTULO QUATRO Sandra, 78

CAPÍTULO CINCO Elizabeth, 93

CAPÍTULO SEIS Edith, 110

CAPÍTULO SETE Reggie, 136

CAPÍTULO OITO Lily, 161

CAPÍTULO NOVE Babette, 175

CAPÍTULO DEZ Albert, 191

CAPÍTULO ONZE Frank, 223

CAPÍTULO DOZE Adam, 237

CONCLUSÃO, 246

AGRADECIMENTOS, 249

UM AGRADECIMENTO ESPECIAL, 251

SOBRE A AUTORA, 255

INTRODUÇÃO

As pessoas se espantam quando revelo que sou enfermeira especializada em cuidados paliativos. Perguntam como consigo realizar um trabalho tão complicado e triste, dia após dia. É verdade, existem momentos difíceis – às vezes até devastadores –, mas também belíssimos. Momentos fascinantes que nos fazem refletir sobre o significado de tudo. Momentos de muito amor e sabedoria profunda, que surgem somente com a proximidade do fim. Portanto, embora muitos talvez não entendam, me considero abençoada por ter escolhido essa profissão.

Os cuidados paliativos destinam-se a pessoas afetadas por uma doença que ameaça a continuidade da vida e que se beneficiarão de assistência multidisciplinar para controle da dor e de outros sintomas físicos, sociais, psicológicos e espirituais. Minha função é orientar o paciente e seus entes queridos durante todo o processo e mantê-lo o mais confortável possível. Graças a esse convívio, acabo conhecendo melhor o paciente, suas histórias, sua família e até seus animais de estimação.

As histórias que conto neste livro narram momentos inexplicáveis, impactantes e comoventes que antecederam a passagem para o lado de lá (e realmente acredito que exista *algo* após a vida). Escolhi contá-las porque há muitas concepções equivocadas sobre a morte e o processo de morrer. Entendo que seja assim e certamente não trago todas as respostas, embora já tenha testemunhado a morte muitas vezes e saiba mais ou menos o que ela significa.

Não se costuma falar muito sobre a morte ou sobre cuidados paliativos, mas sei que o assunto desperta interesse porque sempre me fazem muitas perguntas. Há quem tenha um motivo específico para se interessar pelo tema: geralmente pessoas que têm ou tiveram um ente querido nessa situação, ou que sabem que estão no fim da vida.

Uma das coisas que mais me perguntam é como me especializei nessa área. É compreensível que se espantem, ainda mais considerando minha idade – completei 30 anos enquanto escrevia este livro, mas tinha apenas 24 quando comecei na área e era muito mais jovem que todos os meus colegas. Ainda sou. E minha trajetória profissional certamente não foi linear. Meu sonho de infância era ser escritora; a carreira na enfermagem nem passava pela minha cabeça quando comecei minha primeira faculdade. Hoje, porém, quando olho para trás, vejo que certos acontecimentos me prepararam para essa escolha.

A morte pode ser um tabu ou um assunto assustador para muita gente, mas não na minha família. Meus avós maternos eram embalsamadores e agentes funerários, e minha mãe cresceu em funerárias e necrotérios. Se você assistiu a *Meu Primeiro Amor*, sabe do que estou falando. Minha mãe costumava fazer o dever de casa enquanto corpos eram embalsamados no cômodo ao lado.

Para nós, a morte literalmente fazia parte da vida e, portanto, muitas vezes era tema de conversas durante o jantar. Cresci considerando a morte um processo natural, algo normal, nada assustador ou misterioso.

Além disso, aprendi desde cedo o que esperar *após* a morte.

Estudei numa escola episcopal em Baton Rouge, Louisiana, até os 10 anos; depois nos mudamos para Destin, Flórida, onde continuamos frequentando uma igreja episcopal. Minha turma passava todas as manhãs de quarta-feira na grande catedral do campus, e tudo que aprendíamos girava em torno da Bíblia. Mesmo nas aulas de música, nosso repertório tinha apenas louvores. Minha vida familiar também gravitava em torno da religião. Íamos à igreja todo domingo de manhã e participávamos regularmente de todos os eventos.

Eu acreditava em tudo que me diziam. Acreditava no Céu, no Inferno, nos Dez Mandamentos. Não questionava nada; apenas aceitava o ensinamento.

Até que, aos 15 anos, o mundo que eu conhecia acabou.

Era uma típica noite de sexta no ensino médio: eu estava na arquibancada assistindo a um jogo de futebol americano, com o rosto sardento coberto de tinta, segurando a mão da minha melhor amiga, Hannah. Acompanhávamos, aos berros, o canto da torcida. Observei a bola voar e cair nas mãos do meu amigo Taylor, o que nos fez vibrar ainda mais alto.

E então, num piscar de olhos, dois jogadores do time adversário atingiram Taylor e o jogaram no gramado. Notei que ele teve dificuldade para se levantar. Uma vez de pé, porém, Taylor pareceu refeito e correu para a linha lateral.

– Acho que ele não está bem – disse Hannah, apertando minha mão com mais força.

– Que nada! Ele está ótimo – falei.

Instantes depois uma ambulância se aproximou e observei, confusa, meu amigo ser tirado do campo.

– Hadley, tem alguma coisa errada – insistiu Hannah.

– Ele deve ter fraturado um osso ou algo assim. Depois a gente escreve algo *bem* engraçado no gesso dele.

Hannah assentiu e voltamos a prestar atenção no jogo.

Mais tarde naquela noite, fomos dormir na casa dela. Ficamos acordadas até tarde rindo, pintando as unhas e passando creme no rosto. Em determinado momento, a mãe de Hannah apareceu na porta e disse com firmeza:

– *Chega*. Hora de dormir.

Reviramos os olhos, mas obedecemos. No dia seguinte, ainda grogues de sono pela noite maldormida, acordamos e nos vestimos para encontrar o pessoal da escola no estacionamento da igreja. Quando chegamos, percebi que todos estavam chorando. Parei e olhei para meus amigos, perplexa.

– Ele morreu – disse minha amiga Ashley, olhando para mim e para Hannah, em meio às lágrimas.

– Quem morreu? – perguntei, ainda confusa. Imaginei que devia ser o avô de alguém.

– Taylor Haugen – respondeu ela, quase engasgando.

– Claro que ele não morreu – zombei. – Ele está bem. Estava jogando ontem mesmo. Até mandei mensagem para ele.

Dei meia-volta e me afastei do grupo, ligando para Taylor para provar a todos que era apenas um boato idiota. O telefone chamou várias vezes até finalmente cair na caixa postal. Então liguei para o melhor amigo de Taylor, Chase, esperando que ele esclarecesse as coisas. Assim que Chase atendeu, eu disse:

– O pessoal aqui está dizendo que Taylor morreu. Que história é essa? Eu sei que ele não morreu coisa nenhuma.

Chase respondeu, como se estivesse entorpecido:

– Ele morreu. Ontem à noite.

Mais tarde eu ficaria sabendo que aquele choque durante o jogo havia rompido o fígado de Taylor. Embora aparentasse estar bem ao se levantar e caminhar até a lateral do campo, ele não estava nada bem. Eu não entendia por que não tinham conseguido salvar a vida dele na cirurgia de emergência à qual fora submetido. Não era exatamente isso que a medicina deveria fazer? *Salvar* a vida das pessoas? Principalmente de pessoas jovens, fortes e saudáveis como Taylor?

A ficha demorou a cair. Claro, eu sabia que esse tipo de coisa acontecia, mas acontecia com *outras* pessoas, não com meus amigos. Parecia um pesadelo incompreensível e chocante cada vez que eu constatava que Taylor não estava mais ali – não andava mais comigo nos corredores da escola, não frequentava mais as noites de cinema com os amigos, não me mandava mais mensagens.*

Passado o choque inicial, alguma coisa em mim mudou após a morte de Taylor. Eu entendia a morte, é claro, mas como algo que acontecia mais tarde na vida – não tão cedo. E não daquela maneira. No ano seguinte, passei a ter raiva de todo mundo: dos meus amigos que seguiram em frente como se nada tivesse acontecido, dos jogadores que atingiram Taylor e, principalmente, das pregações da Igreja sobre um Deus amoroso. Eu sabia que muitas pessoas recorriam à fé em momentos de perda, mas eu simplesmente não conseguia. Passei a questionar tudo. A forte crença que havia moldado minha infância já não existia mais; minha fé fora profundamente abalada. Eu queria respostas e passei a perguntar a qualquer um como era possível que Deus permitisse a existência de pedófilos e assassinos na Terra, enquanto meu amigo de bom coração morria antes de poder realizar seus sonhos. Na igreja, as pessoas tentaram me consolar, afirmando que Taylor estava num lugar melhor. Eu zombava das respostas, e minha mãe beliscava meu braço me obrigando a ser "educada".

Após a conclusão do ensino médio, eu me mudei para Tallahassee, a três horas de distância, para estudar na Universidade

---

* Os pais de Taylor criaram uma organização sem fins lucrativos em seu nome, a Taylor Haugen Foundation, que deu início à campanha #PledgetoProtect e fornece protetores corporais a jogadores de futebol americano para evitar lesões abdominais. Se quiser saber mais, visite taylorhaugen.org.

Estadual da Flórida. Lá entrei para uma irmandade e entendi por que a instituição tinha fama de festeira. Após a morte de Taylor, continuei frequentando a igreja por um tempo apesar de ter perdido a fé, mas durante a faculdade não pisei num templo sequer uma única vez. Depois de ter crescido num ambiente rígido e religioso, de uma hora para outra eu tinha me libertado. Já não havia regras e eu podia fazer o que bem entendesse. Saía para beber quase toda noite tentando achar algum propósito na vida. Deixar de ser "certinha" para viver do jeito que eu quisesse não foi uma transição fácil. Eu me sentia culpada e fingia que estava tudo bem sempre que falava com minha família ao telefone.

Na época, comecei a sair com um colega da faculdade. Éramos jovens e imprudentes – e engravidei aos 19 anos, pouco antes do terceiro semestre. Assim que vi o resultado positivo no teste de gravidez, todos os meus planos de vida foram por água abaixo.

Minha mãe apoiou minha decisão de ter o bebê, mas, além dela e de minha amiga Hannah, que havia ficado em Destin para cursar faculdade ali mesmo, não havia mais ninguém ao meu lado, e fiquei com medo. Enquanto minhas amigas seguiram em frente e cursaram o segundo ano da faculdade, eu continuei na minha casa de infância, tentando descobrir como sustentaria a mim mesma e ao bebê que estava a caminho. Meu mundo encolheu. Mesmo agora, aos 30 anos, aparento ter menos idade; imagine os olhares que recebi quando engravidei aos 19. Era mais fácil simplesmente ficar trancada em casa. Pessoas que não se importavam de verdade comigo viviam opinando sobre minha vida, mas suas opiniões em nada serviam para aliviar meu medo e minha ansiedade.

Deixei de ser universitária e me tornei uma futura mamãe. Não podia voltar para a faculdade, e meu plano de ser escritora não seria suficiente para sustentar a mim e a um bebê. Eu precisava de um novo plano – e rápido.

Foi assim que minha vida começou a seguir uma trajetória totalmente diferente da esperada. Descobri que poderia me formar em enfermagem em apenas dois anos e ter uma renda anual de 50 mil dólares. Era a melhor saída. Além disso, havia um curso de enfermagem numa faculdade próxima. Grávida e insegura, passei aquele verão e o ano seguinte cumprindo os pré-requisitos para ingressar no primeiro semestre do curso.

Meu filho, Brody, nasceu na véspera do Natal de 2012. Minhas lembranças daqueles primeiros anos são bastante confusas: eu vivia correndo de um lado para outro, fazendo malabarismos para criar meu bebê, tirar meu diploma e engrenar na carreira. Embora meus dias tenham sido longos, difíceis e intensos, provei a mim mesma que podia fazer coisas que jamais imaginaria. Estagiei por um ano num hospital local e consegui me formar em dois anos.

Após a formatura, trabalhei num pronto-socorro por alguns meses e depois, durante quase um ano, numa casa de repouso. Adoraria dizer que fui uma enfermeira maravilhosa e atenciosa logo de cara, mas não seria verdade: eu só queria cumprir meu expediente e voltar para casa. Apenas quando comecei a trabalhar com cuidados paliativos que minha vida realmente começou a mudar.

Isso aconteceu há seis anos e, olhando para trás, vejo que cheguei exatamente aonde deveria chegar, fazendo exatamente o que deveria fazer.

Mas, é claro, houve muitas reviravoltas ao longo do caminho e muitas histórias que me trouxeram até aqui.

Estou animada para compartilhar essas histórias com você. Quando comecei a trabalhar com cuidados paliativos, ainda não tinha concluído minha busca. Não sabia se acreditava numa força superior, na existência de algo mais. Embora eu ainda não tenha todas as respostas, posso afirmar com certeza que há coisas que desafiam as explicações médicas e que, entre a vida e o depois, há algo poderoso e repleto de paz.

Sei porque vi com meus próprios olhos, muitas e muitas vezes.

CAPÍTULO UM

Glenda

Recém-saída do banho, com os cabelos ainda molhados, parei diante da TV para assistir ao noticiário; na mão, uma caneca com os dizeres MELHOR ENFERMEIRA DO MUNDO. Estava tomando um gole de café quando senti um puxão no avental. Olhei para baixo e vi dois enormes olhos azuis.

– Mãe, suco – pediu Brody, 3 anos, segurando o copo vazio nas mãos gordinhas.

Sorri e o levei no colo até a cozinha. Servi o suco e peguei o celular para ver que horas eram. Eu precisava sair às 7h20 para chegar ao trabalho às oito. Eram 6h40, o que significava pouco tempo para terminar o café da manhã e me arrumar.

Quando estava abrindo a geladeira para pegar os ovos, meu celular tocou. Na tela vi o nome da minha supervisora, Kristin. Ela nunca ligava tão cedo. Fiquei imaginando o que teria acontecido.

– Alô? – atendi, nervosa.

– Oi, bom dia! – Ela me cumprimentou com a voz de quem já havia tomado muito mais café do que eu. – Preciso que você me encontre na casa de uma paciente. Mandei o endereço por e-mail. Chego lá em dez minutos.

Chequei o endereço e entrei em pânico ao notar que ficava numa parte bacana da cidade, a poucos quarteirões das belas praias de areia branca pelas quais Destin é conhecida. Embora eu tenha passado parte da infância em Destin, naquele momento eu morava na cidade vizinha, Niceville, numa casinha azul que eu havia comprado para mim e para Brody no início do ano. Jovem e mãe solo, eu não dispunha de recursos para adquirir um imóvel maior ou mais perto da praia, mas estava muito orgulhosa de ter comprado uma casa alguns meses depois de começar no meu primeiro emprego como enfermeira.

– Vou demorar pelo menos trinta minutos para chegar lá e ainda preciso deixar meu filho na creche. Tudo bem? – perguntei com cautela.

– Sem problema! – respondeu Kristin antes de desligar.

Quando percebi que precisava voar, a ansiedade tomou conta de mim. Coloquei os ovos de volta na geladeira, prendi o cabelo molhado num coque baixo e vesti o jaleco. Depois de agasalhar Brody (porque, sim, há inverno no norte da Flórida!), saímos na manhã fria e o levei até a creche.

A professora dele mal levantou os olhos do celular quando o deixei na sala de aula.

– Desculpe incomodá-la – falei, me aproximando timidamente –, mas não tive tempo de alimentar meu filho hoje. Será que ele pode tomar café da manhã aqui?

Sem me responder, ela avisou ao pessoal da cozinha, meio a contragosto, que haveria uma criança a mais para tomar café da manhã. Senti na pele o já conhecido conflito entre vida profissional e maternidade. Uma das vantagens práticas que me atraíram para a enfermagem em cuidados paliativos era que, em geral, eu só precisava trabalhar das oito às cinco, mas nem sempre era assim e, aparentemente, aquele seria um dia excepcional. Ainda não eram nem sete da manhã e eu já me sentia um fracasso como mãe, mas não podia me dar ao luxo de perder meu emprego. Tinha assumido um novo cargo havia poucas semanas e estava em treinamento, o que significava passar os dias acompanhando enfermeiras mais experientes, como Kristin, nas visitas domiciliares. Manter minha supervisora satisfeita tinha que ser prioridade.

No caminho, passei por belas casas de praia, como aquela em que eu havia crescido. Virei à esquerda na Coral Cove e vi o sedã de Kristin na entrada da garagem de uma casa menos imponente do que imaginei, com persianas verdes, cercada por palmeiras. Na varanda, duas cadeiras de balanço oscilavam com a brisa, e as luzes que brilhavam lá dentro eram calorosas e convidativas. Respirei fundo.

Kristin me esperava na porta da frente, os cachos loiros impecáveis emoldurando seu rosto, já maquiado àquela hora da manhã.

– Pronta? – perguntou ela, com um sorriso perfeito.

Tentei sorrir de volta e fiz que sim com a cabeça, insegura com meu coque de última hora e sem um pingo de maquiagem no rosto.

A verdade era que eu não estava pronta. Como enfermeira de cuidados paliativos, é claro que eu sabia que presenciar a morte de um paciente seria inevitável, mas ainda não havia acontecido. E eu tinha a sensação de que, com aquela paciente, seria diferente.

Uma mulher ruiva e exausta, de 40 e poucos anos, abriu a porta antes mesmo que tocássemos a campainha. Parecia que tinha acabado de sair da cama sem ter dormido nem por um minuto.

– Entrem, entrem – disse, gesticulando com o braço.

Senti o cheiro de café na cozinha e ouvi um poodle latindo. Ele correu em nossa direção e parou para cheirar meus tênis novinhos, um presente da minha mãe para celebrar meu novo emprego.

– Quer dizer então que ela tem conversado com entes queridos que já se foram? – perguntou Kristin à filha da paciente, Maria, que tentava levar o cachorro para a área de serviço.

Ao ouvir isso, levantei as sobrancelhas e minhas suspeitas se confirmaram. Afinal, aquela não era uma visita "normal". Filmes e séries tendem a romantizar nossa profissão, mas a maior parte do dia de uma enfermeira de cuidados paliativos consiste em pular de casa em casa. Em cada uma, passa de trinta a sessenta minutos avaliando o paciente e ajudando o cuidador ou membro da família no que for preciso. Maria *precisava* de ajuda, ao que parecia, mas não da maneira usual, que era verificar se a mãe estava tomando os medicamentos adequados, se os sintomas estavam sob controle ou se havia necessidade de trocar um curativo.

– Se você quiser chamar assim – respondeu Maria, pegando uma caneca de café no armário da cozinha. – Eu, pessoalmente, acho que ela perdeu o juízo. Conversa com a irmã, que morreu antes de eu nascer. Preciso que vocês me ajudem. Não consigo dormir.

Maria tomou um grande gole de café, como se quisesse enfatizar seu desespero. Deixei que o aroma forte da bebida entrasse profundamente nas minhas narinas, na esperança de que me estabilizasse em meio à confusão da minha mente.

– Ela não para de falar sozinha – continuou Maria. – Imagino que vocês tenham algum sonífero para acalmá-la. Se não tiverem, vou precisar chamar uma ambulância.

– Certo. Hadley e eu vamos dar uma olhada nela – disse Kristin, tranquilizando-a.

Ao caminharmos pelo corredor, comecei a ouvir a voz fraca de uma mulher. Entramos no quarto e observei as portas de vidro que davam para um pátio. Havia também uma pesada cômoda de madeira e mesinhas de cabeceira no mesmo estilo, além de uma mesa menor ao lado da cômoda, repleta de livros. Sobre a mesa havia uma luminária bonita e ornamentada. Meus olhos percorreram o cômodo e finalmente pararam no rosto de Glenda, emoldurado por cachos brancos e curtos. Ela gargalhava, embora não houvesse nenhum outro som – ou pessoa – no quarto.

Observei, incrédula, enquanto ela continuava apontando para o ar à sua frente, rindo, aparentemente alheia à nossa presença.

– Não, não, não! – exclamou Glenda. – Eu não disse isso. Você é demais!

Sua risada ecoou pelo cômodo.

Kristin foi até a cabeceira da cama e tocou levemente o braço dela.

– Oi, Glenda! Meu nome é Kristin e essa é Hadley, uma de nossas novas enfermeiras.

Cheguei mais perto e a cumprimentei, desajeitada.

– Bom dia! – disse Glenda, receptiva. – Vocês me desculpem, mas não nos falamos há anos.

– Com quem você não fala há anos? – perguntou Kristin.

– Ah, mas que falta de educação, a minha! – respondeu Glenda com um forte sotaque sulista. – Com minha irmã. Está na hora de medir minha pressão, meu bem?

Kristin fez que sim e tirou o aparelho de pressão da maleta. Fiquei por perto, o olhar confuso, atônita ao constatar que ela estava achando muito natural ter sido "apresentada" a uma irmã invisível e falecida. No hospital onde trabalhei antes de migrar para os cuidados paliativos, uma paciente como Glenda teria sido medicada com antipsicóticos antes mesmo de terminar a frase.

Depois de aferir os sinais vitais de Glenda e anunciar que estava tudo em ordem, Kristin foi buscar Maria. Por um momento, ficamos somente eu e Glenda. Eu não sabia ao certo o que fazer ou dizer, por isso olhei para ela, esbocei um sorriso e brinquei desajeitadamente com o zíper da minha maleta. Felizmente, a ausência de Kristin foi breve e, assim que ela voltou ao quarto acompanhada de Maria, começou a explicar os próximos passos.

– Maria, sei que você está cansada e preocupada com sua mãe. E, Glenda, sei que há pessoas com as quais você precisa conversar. Portanto, se as duas estiverem de acordo, vamos iniciar um processo conhecido como cuidado contínuo.

Iniciamos o cuidado contínuo somente quando o cuidador da família não consegue mais lidar com a situação. Nesse caso, mantemos uma enfermeira na casa do paciente 24 horas por dia até que os sintomas possam ser controlados ou a presença da profissional de saúde deixe de ser necessária. Eu ainda não tinha participado de uma situação de cuidado contínuo e estava ansiosa para ter essa experiência e aprender tudo sobre os antipsicóticos usados em casos assim.

Enquanto Maria assentia, Kristin continuou:

– Hadley ficará aqui até o fim do turno dela, quando outra enfermeira assumirá o comando. Continuaremos nesse esquema até que as coisas estejam mais fáceis para todo mundo.

Chocada, encarei Kristin com os olhos arregalados e balancei sutilmente a cabeça para indicar que não estava pronta para lidar sozinha com o ajuste de medicação pesada. Ela sorriu e murmurou, me tranquilizando:

– Vamos conversar.

Tentei retribuir o sorriso, mas estava quase surtando. Eu não estava preparada! Como fui achar que cuidados paliativos seriam a opção certa para mim?

Enquanto Kristin voltava para o corredor e fazia sinal para que eu a seguisse, tentei fingir tranquilidade. Expliquei que não tinha nenhuma experiência com medicamentos psiquiátricos para pacientes naquela situação. Com um sorriso contido, Kristin respondeu:

– Não se preocupe. Você não vai precisar administrar medicamento algum, a menos que a situação mude de figura. Nesse caso, ligue para mim ou para o médico.

Confusa, perguntei o que ela queria dizer. Como assim não administraríamos nenhum antipsicótico? Glenda estava nitidamente fora de si.

– Ela não está alucinando – explicou Kristin. – Está fazendo a travessia e vendo a irmã que já partiu. Tudo que você precisa fazer é ficar ao lado dela e garantir sua segurança para que a filha possa descansar.

Acenei com a cabeça como se entendesse, mas não entendi nada.

Eu tinha visto a morte de perto alguns anos antes, quando estagiei no pronto-socorro durante a faculdade de enfermagem, mas nada parecido com aquilo. Embora eu entendesse o que eram cuidados paliativos, era estranho estar num ambiente tão calmo e silencioso e não fazer nada para aliviar os sintomas. Nas situações hospitalares que eu vivenciara até então, a morte geralmente era uma ocorrência rápida e traumática. Havia caos e frenesi, com até 15 pessoas num único quarto, correndo de um lado para outro, fazendo reanimação cardiopulmonar, administrando medicamentos, ventilando e monitorando o paciente para ver se o pulso voltava. Se a família estivesse no quarto, era rapidamente levada para fora e só voltava após o óbito, para se despedir. Terminado o processo, as enfermeiras retornavam ao seu posto e passavam a cuidar do próximo paciente.

Não é que essas mortes não tenham me afetado – claro que afetaram. Mas as enfermeiras que eu mais admirava na minha época de pronto-socorro encaravam as sucessivas mortes como se não fossem nada de mais. Também eram admiradas por médicos e outras enfermeiras. Eu queria ser admirada pelo mesmo motivo, mas tinha muita dificuldade de me desconectar da pessoa à minha frente.

E a situação de Glenda parecia muito mais pessoal e íntima. Afinal, eu estava na casa dela, e naquele momento a filha tinha finalmente ido descansar no sofá da sala. Era um ambiente muito calmo, quase pacífico, sem nenhum caos para me distrair e sem nenhum protocolo rigoroso.

Quando Kristin foi embora, simplesmente me peguei... ali.

Voltei ao quarto de Glenda, puxei uma das cadeiras antigas

que estavam perto da mesinha e perguntei se poderia me sentar ao lado dela. Glenda fez que sim, sem tirar os olhos do teto. Após alguns minutos de silêncio, sem saber o que fazer, comecei a ler no meu tablet o manual do funcionário distribuído pela empresa.

Uns vinte minutos depois, Glenda voltou sua atenção para mim.

– Você acha que estou louca, não é? – perguntou, sorrindo.

Parecia achar divertido que eu pensasse assim.

– Não, de jeito nenhum! – respondi, assustada.

– Tudo bem. Minha filha também acha que estou louca.

Não respondi porque não sabia o que dizer. Glenda fez uma pausa e se ajeitou na cama antes de continuar:

– Não estou louca. Minha irmã está bem ao seu lado.

Por reflexo, eu me virei na direção que ela apontou, mas só vi a mesa de cabeceira. Tudo que consegui fazer foi assentir.

Depois que Glenda adormeceu e a casa ficou em silêncio, percebi que a faculdade não havia me preparado para situações assim. Ao longo dos dois anos do curso de enfermagem, apenas um dia foi dedicado à saúde domiciliar ou aos cuidados paliativos, que são duas especialidades totalmente distintas – e eu havia optado pela aula de saúde domiciliar. Embora os pacientes de saúde domiciliar estejam na própria casa no momento do tratamento, eles não estão à beira da morte, o que obviamente é uma diferença significativa.

Só comecei a entender de fato o que eram cuidados paliativos no meu emprego anterior, como supervisora de uma casa de repouso. A instituição oferecia um programa que recebia pacientes em cuidados paliativos por cinco dias, enquanto os cuidadores descansavam. Minha função era distribuir os medicamentos. Eu não cuidava de pacientes terminais naquela época, mas tinha contato com as enfermeiras que cuidavam. Eu as adorava; parecia que elas conseguiam se concentrar nos pacientes de uma forma que eu julgava impossível. Nos hospices, instituições que acolhem pacientes em terminalidade, as enfermeiras chegam a ser responsáveis por até 18 pacientes, mas sempre conseguem passar algum tempo ao lado de cada um – é parte do trabalho. Na casa de repouso onde eu trabalhara, eram quarenta pacientes para cada enfermeira; eu brincava que me sentia uma máquina de distribuir remédio, correndo de um quarto para outro, sem tempo para mais nada. Ao percorrer os corredores, às vezes observava as enfermeiras de cuidados paliativos sentadas ao lado dos pacientes, conversando com eles – e aquilo me parecia tão calmo e pacífico que eu pensava: como deve ser bom poder se conectar com as pessoas assim...

De vez em quando, uma delas me procurava, explicava a situação do paciente e relatava o que deveria ser feito. Toda vez que eu perguntava se deveria chamar o médico, elas faziam que não com a cabeça. Geralmente respondiam que o médico já havia sido avisado e que as coisas estavam sob controle. Aquilo também era muito diferente de outros tipos de enfermagem, em que se tenta com todas as forças salvar a vida do paciente. Em vez de recorrer a todos os medicamentos e tratamentos possíveis, as enfermeiras de cuidados paliativos perguntavam aos pacientes como poderiam melhorar sua qualidade de vida no tempo que lhes restava. Observei que os pacientes passavam tempo com a família, em vez de serem arrastados para intermináveis consultas e exames médicos. Vi que as enfermeiras se esforçavam para aliviar a dor deles, mas paravam por aí. Era assim que eu achava que a medicina deveria ser praticada.

Quanto mais eu as observava, mais me sentia atraída para aquele trabalho. Decidi ficar de olho nas vagas e até me candidatei a algumas das poucas e raras oportunidades que surgiram, mas não consegui. Na época, havia apenas três empresas de cuidados paliativos na região, e cada uma contava com apenas três enfermeiras na equipe. Sem mencionar o fato de que as vagas sempre exigiam experiência anterior em cuidados paliativos, o que era um pouco complicado. Só consegui meu primeiro emprego na área depois de uma série de eventos fortuitos (para mim, pelo menos).

Certo dia, quando estava trabalhando na casa de repouso, bateram à porta da minha sala. Quem entrou foi uma mulher com uma expressão preocupada. Ela explicou que era filha de Tim, paciente do quarto 404. Ele tinha câncer de cérebro e seu estado estava se deteriorando rapidamente. O pessoal de cuidados paliativos, que deveria ter chegado para interná-lo havia uma hora, ainda não tinha aparecido nem entrado em contato. Sorri e respondi que tentaria falar com a empresa, tentando disfarçar a raiva que sentia por dentro. Estava claro que aquela mulher vulnerável não queria reclamar, mesmo passando por uma situação complicada. Até ali eu tinha visto experiências excelentes de pacientes com a empresa, e aquilo não me parecia correto.

Assim que ela saiu, peguei o telefone e liguei para a empresa de cuidados paliativos. O telefone tocou algumas vezes antes de uma mulher chamada Kristin atender. Expliquei a situação de Tim e afirmei que estava muito triste por ele e sua família. Eu havia tomado muito café naquele dia e não tinha dormido o suficiente na noite anterior, por isso falei de maneira mais assertiva que o normal.

– Ser admitido numa instituição de cuidados paliativos não deve ser nada agradável para um paciente terminal, mas sentir o descaso da empresa deve ser ainda pior. Sei que vocês devem ter uma boa desculpa, mas Tim não deveria estar sendo tratado dessa forma.

Kristin explicou que uma das enfermeiras havia deixado a empresa no fim de semana anterior sem avisar com antecedência e por isso a equipe estava desorganizada no momento.

– Mas posso ir até aí pessoalmente fazer o processo de admissão de Tim – continuou.

Respirei aliviada.

– Desculpe pelo transtorno – disse Kristin antes de desligar.

Uma hora depois, Tim foi admitido no hospice. A família parecia feliz ao se despedir de Kristin – que tinha vindo pessoalmente, como prometido. Do corredor, eu a observei enquanto higienizava as mãos. Ela notou minha presença e veio em minha direção.

– Você é a Hadley? – perguntou.

– Sou, sim. Desculpe a confusão.

– Imagina, está tudo bem. Admiro sua preocupação com os pacientes. – Ela fez uma pausa de alguns segundos antes de continuar. – Me corrija se eu estiver errada, mas acho que já vi seu nome antes em algum processo seletivo.

Dei uma olhada ao redor para ver se não havia colegas de trabalho por perto.

– Sim, há uns seis meses. Mas não consegui a vaga.

– Continua interessada?

– Com certeza – respondi, tentando evitar o tom agudo que minha voz assume quando me empolgo.

– Podemos marcar uma entrevista para hoje depois do seu expediente?

– Claro. Às cinco estarei lá.

Fiquei muito feliz por conseguir a vaga, e *continuava* muito feliz. No entanto, ali, ao lado de Glenda, me senti muito perdida. Comecei a me questionar se, afinal, eu era a pessoa certa para cuidar de pacientes terminais. Enquanto refletia sobre tudo isso, ouvi um ruído. Glenda tinha aberto os olhos e estava olhando para mim.

– Olá – falei, sorrindo.

– Acabei de ter um sonho maravilhoso. – Ela suspirou, feliz. – Eu estava voando por um campo de flores com meus pais. Minha mãe estava linda, tão jovem. Senti muita paz e felicidade.

– Que lindo! – comentei. E era mesmo.

Glenda respirou fundo e olhou para a mesa de madeira ao meu lado.

– Minha irmã ainda está aqui. Ela disse que ficará comigo até chegar minha hora de partir.

Olhei para a mesa, mas só vi livros. Intrigada, perguntei a Glenda para onde ela estava partindo.

– Não sei – respondeu ela, levantando o cobertor e o deixando cair sobre o corpo novamente.

Instantes depois, Maria entrou. Ela se aproximou da cama e beijou a cabeça da mãe, suspirando ao dizer que se sentia muito melhor depois de ter dormido um pouco.

– Eu também. – Glenda sorriu.

– Continua vendo sua irmã? – perguntou Maria.

Prendi a respiração, prevendo algum desentendimento.

– Não. Acho que eu estava só cansada – respondeu Glenda, virando a cabeça na minha direção.

Seus olhos se fixaram nos meus, me desafiando a desmenti-la. Eu não disse uma palavra.

Segurando a mão da mãe, Maria soltou o ar dos pulmões e relaxou visivelmente. Então se virou para mim e me agradeceu por tê-la "colocado nos eixos". Fiquei quieta, sem saber o que responder.

Fingindo mexer no tablet, continuei observando Glenda. Notei que ela não parava de olhar para o lustre no teto e para a mesa ao meu lado – o mesmo lugar que indicara quando me disse que a irmã falecida ainda estava ali. Eu não via nada. Fiquei imaginando o que ela tinha visto.

Ao meio-dia, Maria disse que eu podia ir embora. Do carro, liguei para Kristin.

– Oi! Glenda e a filha disseram que estão bem agora. Não sei bem o que fazer.

– Ótimo! Ela precisou de alguma coisa?

– Não, só dormiu um pouco e, quando acordou, me disse que continuava vendo a irmã falecida, mas depois mentiu para a filha.

– Na minha opinião, ela parece muito consciente, inclusive quanto aos sentimentos da filha. Parece loucura que nossos entes queridos venham nos buscar, não é?

– Isso é normal? – perguntei, incrédula.

– Ah, sim. Acontece o tempo todo – respondeu Kristin, casualmente. – Então, nesse caso, não se trata de cuidado contínuo, já que não precisamos intervir. No cuidado contínuo teríamos que controlar os sintomas pelo menos uma vez a cada hora. Mas isso não foi necessário, então vamos chamar o processo de visita estendida.

Depois de concordar e desligar o telefone, olhei ainda atordoada para a entrada da garagem à minha frente. Não era possível que Glenda estivesse *mesmo* vendo a irmã falecida, era? Peguei o tablet de novo e consultei no prontuário dela o relatório médico mais recente: *Mulher de 86 anos com melanoma metastático que se recusa terminantemente a continuar o tratamento após a recomendação de cirurgia. Depois de extensa discussão com a paciente, que está alerta e orientada, decidimos encaminhá-la aos serviços de cuidados paliativos.*

O câncer de pele não costuma causar confusão nem alucinações. Consultei a tomografia computadorizada mais recente em busca de respostas. Encontrei um laudo emitido na semana anterior: *Grande massa de nódulos no sistema porta-hepático associada a acentuado espessamento irregular da parede do intestino delgado na FIE com dilatação luminal. Sem sinais de intussuscepção.*

Basicamente, o câncer havia se espalhado para a região gastrointestinal, mas isso ainda não explicava a confusão mental. Fiquei olhando pela janela, perplexa. Não fazia sentido.

Achei que devia haver alguma explicação. O treinamento em cuidados paliativos consiste em uma semana de aulas on-line, seguida de treinamento direto com uma enfermeira, momento em que novatas na área recebem um livro para ler e aprendem a registrar os dados do paciente no sistema. (Essa é uma parte importante e extremamente complexa da profissão – eu diria que levei cerca de três anos até sentir que realmente estava dominando as diretrizes do Medicare.) Depois disso, acompanhamos enfermeiras mais experientes em sua prática diária, exatamente o que eu estava fazendo com Kristin naquele dia. Pode parecer um período de treinamento muito curto, mas, na minha opinião, é adequado. As situações que os profissionais da área enfrentarão são tantas que um livro ou curso nunca será capaz de contemplar todas elas. O conhecimento deve ser adquirido na prática, primeiro sob supervisão, depois com o tempo, no dia a dia.

Eu deveria passar o resto da tarde acompanhando uma enfermeira chamada Amanda, por isso deixei o tablet de lado e fui encontrá-la na casa do paciente. Depois de observar Amanda fazer uma visita normal, perguntei se ela já conhecia Glenda.

– Sim, eu a admiti no programa. Ela é ótima, não é?

– Sim, muito – concordei. – Mas ela diz que anda vendo a irmã falecida. Você ficou com a impressão de que ela estava confusa?

– Não, não. Ela conseguiu responder onde estava, quem era o presidente, qual era o nome dela... Fiquei impressionada, porque ela não só respondeu que o presidente atual era o Obama, como comentou que o mandato estava acabando. Não, ela não apresentou confusão mental.

– Hum – murmurei, incrédula. – Então algumas pessoas realmente veem entes queridos que já se foram? Isso é normal?

– É, sim. Todos veem a mesma coisa. Não importa a etnia, a religião ou qualquer outro fator que você possa imaginar.

Assenti e tentei parecer despreocupada, mas minha cabeça continuava a mil. Por que todas as enfermeiras estavam agindo de forma tão casual em relação a isso?

Naquela tarde, Amanda e eu ligamos para a enfermeira do turno da noite para fazer um resumo sobre os pacientes do dia, e ela também não se incomodou com o comportamento de Glenda.

– Não se surpreenda se precisar vê-la hoje – disse Amanda à enfermeira. – Se ela não ligar, Hadley vai logo pela manhã.

Ela não ligou e, na manhã seguinte, cheguei à casa de Glenda pontualmente às oito horas.

Ela ainda estava dormindo quando entrei no quarto e pousei silenciosamente minha maleta no chão.

– Bom dia, Glenda. É a Hadley – cumprimentei-a, afastando as cobertas para examinar seus braços.

Estavam ainda mais pálidos que no dia anterior, e azulados. Toquei o braço direito, que estava frio. Tentei chamá-la novamente:

– Glenda?

Peguei o estetoscópio que havia colocado no bolso do jaleco e o encostei em seu peito. O coração batia lentamente, tão fraco que tive dificuldade de ouvir os batimentos. Preparei o aparelho de pressão. O medidor emitiu um bipe e começou a inflar; seu barulho era o único som no quarto além da respiração superficial de Glenda. Observei que o manguito esvaziava e tentava inflar novamente, parando apenas alguns segundos depois, antes de piscar ERRO duas vezes e depois desligar.

– Glenda, vou checar o curativo nas suas costas – falei em voz alta dessa vez.

Virei seu corpinho frágil. As costas estavam marcadas pelo contorno do travesseiro, mas o curativo estava limpo. É comum que pessoas idosas apresentem lesões na pele e escaras que, se não forem tratadas, podem infeccionar rapidamente, por isso ficamos sempre de olho. Coloquei o travesseiro sob seu tórax para posicioná-la ligeiramente de lado.

Durante todo esse processo, Glenda não se mexeu nem emitiu som algum. Provavelmente estava em coma. Fui até o corredor onde estava Maria e expliquei a situação com todo o cuidado. Lágrimas escorreram por seu rosto.

– O que eu faço? – perguntou.

– Acho que você deve conversar com ela, dizer quanto a ama. Aprendi na faculdade que as pessoas ainda podem nos ouvir, mesmo que não consigam responder.

Maria assentiu e limpou o rosto com as costas da mão. Observei-a se ajoelhar ao lado da mãe e acariciar seus cachos brancos.

– Mãe, sou eu. Desculpa por ter sido tão dura ontem. É que me sinto muito perdida. Você me ensinou tudo que sei, exceto uma coisa muito valiosa: nunca me ensinou a lidar com a perda da pessoa mais importante da minha vida. O que vai ser de mim sem você?

Senti meus olhos se encherem de lágrimas. Então Glenda soltou um suspiro, muito mais alto que os anteriores. Seria o último? Depois do que pareceu uma eternidade, mas provavelmente foi apenas um minuto, Glenda respirou mais uma vez bem alto, antes de uma longa pausa.

A filha deitou a cabeça em seu braço.

– Pode ir, mãe. Vai encontrar sua irmã – disse, aos prantos. – Sei que você sente falta dela. Eu já sinto sua falta, mamãe. Eu te amo.

Glenda respirou mais devagar e com mais calma, e então tudo ficou quieto. Depois de alguns instantes, a filha percebeu que havia acabado. Colocou a mão sobre a minha. Ficamos assim por um tempo; eu não queria ser a primeira a me mexer. Depois de alguns minutos, Maria se virou para mim.

– E agora?

Eu não sabia ao certo. Era a primeira vez que lidava com uma morte sozinha e, de repente, não conseguia me lembrar de nada do meu treinamento.

– Vou fazer a checagem. Só um momento. Sinto muito – murmurei, buscando minha bolsa.

Vasculhei meus papéis e encontrei o checklist intitulado "Providências em caso de falecimento do paciente". Rapidamente passei para a etapa 1: *Ausculte o coração do paciente durante dois minutos. Se não houver batimentos cardíacos, veja que horas são e declare a hora do óbito.*

– Tenho que registrar a hora do óbito agora – falei para Maria. – Acho que não preciso dizer em voz alta, mas pode ficar aqui enquanto faço isso?

– Posso. Mas diga em voz alta. Acho que vai parecer mais real para mim.

– Está bem – respondi, me aproximando de Glenda e apoiando o estetoscópio firmemente em seu peito. Silêncio total.

Olhei o relógio e esperei que o ponteiro dos segundos desse uma volta completa. Maria estava ao meu lado. A luz do lustre se apagou e olhei para ela instintivamente, perdendo o momento em que o ponteiro dos segundos chegou ao doze, marcando o primeiro minuto. Maria franziu a testa, confusa. Eu não disse nada e continuei apurando os ouvidos, determinada a não errar dessa vez. Enquanto eu observava o ponteiro, o lustre piscou mais uma vez e depois voltou a funcionar. Dois minutos inteiros haviam se passado sem que eu ouvisse sequer um batimento cardíaco.

Olhei para Maria e ela me deu um aceno de cabeça tranquilizador, como se dissesse: "Vá em frente, estou pronta."

– Hora do óbito: 8h42 da manhã – sussurrei.

Naquele momento, ouvimos um estalo no canto do quarto. A lâmpada tinha queimado, nos deixando na escuridão.

CAPÍTULO DOIS

Carl

Após cerca de oito meses sob supervisão, eu estava pronta para atender meu primeiro paciente sozinha. Animada e nervosa ao mesmo tempo, bati à porta da casa de Carl. Embora tivesse praticado todas as habilidades essenciais da profissão, eu sabia que não estava preparada para tudo. Mais cedo ou mais tarde, eu me veria numa situação totalmente nova.

Ao meu lado estava o enfermeiro Travis. Recém-promovido, vinha transferindo alguns de seus pacientes para mim. Ali mesmo, diante da porta, ele me fez um resumo do caso: Carl era portador de insuficiência cardíaca congestiva havia quatro meses, e sua esposa era enfermeira e gostava de opinar nas decisões médicas. Senti meu coração acelerar.

Enfermeiros veteranos tendem a intimidar os menos experientes. Aprendi essa lição bem no começo da faculdade. Algumas enfermeiras não ficavam muito satisfeitas quando tinham que treinar calouros. Outras demonstravam sinais ainda mais óbvios de irritação, dizendo em voz alta coisas como "Logo eu? Todo mundo sabe que odeio novatos". Mesmo depois da faculdade, havia uma hierarquia tácita entre nós, recém-formados, definindo quem ficaria de plantão e quem trabalharia no fim de semana ou no turno da noite.

Eu sabia que Carl tinha passado dos 80, por isso presumi que a esposa, Mary, tinha pelo menos uns trinta anos de experiência na enfermagem, assim como Travis. Ele percebeu minha ansiedade.

– Não se preocupe – garantiu. – Eles vão adorar você.

Naquele momento, uma mulher miúda, de 80 e poucos anos, surgiu na porta. Usava um casaco rosa-choque. Os cabelos estavam perfeitamente arrumados, a maquiagem impecável.

– Travis! – exclamou, abraçando meu colega.

Ótimo, pensei. *Vai ficar decepcionada quando souber que vou assumir o lugar dele.*

Travis se virou para nos apresentar. Vi a confusão estampada no rosto dela, o olhar alternando entre nós dois.

– Sim, consegui o cargo de gerente – disse Travis antes mesmo que Mary pudesse perguntar. – Vou transferir Carl para as mãos competentes da Hadley.

– Bem, sentiremos sua falta – respondeu Mary na mesma hora –, mas estamos felizes por você. Entrem! Está fazendo muito calor hoje. Vamos tomar um chá.

Entramos na charmosa casa de campo, repleta de plantas, livros e luz natural.

– Ouvi dizer que você é enfermeira – comentei, com certa hesitação, enquanto Mary me servia uma xícara de chá.

Ela abanou as mãos, me corrigindo.

– Enfermeira pediátrica, querida. Não sei nada sobre cuidados paliativos. Contanto que você me diga o que vai fazer com antecedência, não vou me intrometer no seu trabalho. – Ela sorriu para mim e piscou um olho.

Acompanhamos Mary por um corredor e entramos num quarto bem mais escuro, onde Carl estava deitado numa cama de hospital. Consegui distinguir suas feições pelo brilho da televisão.

– Querido, temos uma nova enfermeira – disse Mary.

Carl apenas grunhiu e aumentou o volume da TV. Travis deu uma risadinha e perguntou se podia acender a luz.

– Não – respondeu Carl, ríspido.

Travis acendeu a luz assim mesmo, pedindo desculpas e explicando que só precisávamos de dez minutos. Carl estava nitidamente aborrecido enquanto Travis examinava sua pele em busca de alguma ferida que necessitasse de cuidados. Observei em silêncio, tentando esconder minha reação. Embora eu não estivesse em posição de oferecer feedback, senti que Travis não deveria ter pedido a permissão do paciente, já que acenderia a luz de qualquer forma. Na minha opinião, aquilo transmitia uma falsa ilusão de escolha, algo especialmente incômodo para um paciente como Carl, cujas escolhas já eram muito limitadas. Decidi ali mesmo que, no futuro, se eu estivesse numa situação parecida, explicaria ao paciente o que eu faria e por quê, assegurando que terminaria o mais rápido possível.

Não encontrando feridas, Travis apresentou a Mary um resumo dos medicamentos que iria repor. Ela assentiu em sinal de compreensão.

Cinco minutos depois, Travis e eu estávamos de volta à rua, sob o sol quente.

– Carl é mal-humorado. Eu deveria ter te avisado – comentou ele.

Protegi meus olhos do sol e, em silêncio, olhei para meu carro. Eu tinha aprendido muito com profissionais experientes, mas às vezes eles também me mostravam como eu não queria ser.

Dois dias depois, lá estava eu, de volta à casa de Carl e Mary e, dessa vez, sozinha. Carl agora era meu paciente, e eu estava pronta para fazer as coisas de outra maneira. Era óbvio para mim que ele não gostava de cuidados paliativos – o que é muito compreensível – e só queria que o deixassem em paz para ver TV. Jovem e ansiosa, eu estava determinada a fazê-lo mudar de ideia.

Quando Mary abriu a porta, percebi que ela usava outro agasalho, dessa vez azul-cobalto, e que o cabelo e a maquiagem continuavam impecáveis. Eu esperava estar tão bem quanto ela dali a cinquenta anos. Ela me cumprimentou e pediu que eu entrasse no quarto de Carl, acrescentando que voltaria em um minuto.

Carl estava no mesmo lugar. Novamente, o quarto estava iluminado apenas pela tela da TV, e os lençóis brancos o cobriam até o queixo.

– Oi, Carl, posso entrar? – perguntei baixinho, batendo suavemente na porta do quarto.

Ele olhou para mim, confuso por um momento, mas fez que sim com a cabeça, sem dizer uma palavra. Em vez de acender a luz, eu me sentei na cadeira ao lado da cama e perguntei o que ele estava assistindo.

– Esportes – respondeu ele, seco.

Fiquei assistindo ao jogo de futebol americano em silêncio por um minuto, notando que Carl olhava para mim de vez em quando.

– Você não tem coisas para fazer? – perguntou ele, por fim.

– Tenho, mas posso fazer no intervalo. Não estou com pressa.

Ele ergueu as sobrancelhas em evidente surpresa, mas não disse nada e voltou a atenção para a TV.

No intervalo, perguntei se poderia acender a luz para examinar melhor a pele dele. Ele concordou e eu concluí minha avaliação. Assim que terminei, fui apagar a luz, mas ele me pediu que deixasse acesa. Obedeci e voltei a me sentar para fazer meus registros. Quando terminei, notei que estavam reprisando um jogo do time de Chris, meu namorado.

– Ah, meu namorado viu esse jogo ontem à noite! Ele adora esportes. Pena que não entendo nada...

Vi Carl sorrir. Parecia que estava amolecendo um pouco.

– Eu sei o que é um *touchdown*, mas o que é um *first down*? – perguntei. Uma mentirinha não faria mal.

– É uma das quatro tentativas que um time tem para avançar no campo rumo a um *touchdown* – explicou.

– Ah, faz sentido!

– Tem certeza de que é inteligente o bastante para ser minha enfermeira? – perguntou ele, soltando uma risada.

Dei de ombros.

– Acho que você vai descobrir com o tempo.

Ele riu mais alto dessa vez e Mary entrou correndo, perguntando, nervosa, se estava tudo bem. Quando percebeu que estávamos rindo, a preocupação desapareceu na mesma hora.

Assim que saímos juntas do quarto, Mary me abraçou e me agradeceu por tê-lo feito rir. Isso não acontecia havia meses, segundo ela.

Naquela noite, durante o jantar, conversei com Chris sobre meu novo paciente. Ele perguntou se eu estava gostando do trabalho.

– Estou, sim – respondi. – Sinto que estou fazendo a diferença.

– Estou muito orgulhoso de você – disse ele, beijando minha testa e se levantando para tirar a mesa.

※

Chris é fisioterapeuta. Nos conhecemos na casa de repouso. Quando comecei a trabalhar lá, percebi que muitos pacientes mencionavam o nome dele.

– Você já conheceu o fisioterapeuta? – perguntou a Sra. Stewart enquanto eu trocava os lençóis sob seu corpo frágil.

– Ainda não – respondi, distraída, examinando a pele dela.

– Ele usa o horário de almoço para me ajudar a movimentar as pernas. Meu plano de saúde disse que não cobriria mais as sessões de fisioterapia, mas ele faz de graça.

Eu nunca tinha ouvido falar de um profissional de saúde que fizesse algo assim.

– Nossa! Ele parece ser uma pessoa incrível – respondi.
– E é. – Ela sorriu com uma piscadela.

Eu estava recebendo um relatório de outra enfermeira quando conheci Chris. Ele era um homem bonito, na casa dos 30, os músculos aparentes sob o jaleco. Era descendente de gregos e japoneses, como descobri mais tarde, o que lhe conferia traços muito peculiares. A enfermeira nos apresentou e ambos sorrimos timidamente. Vi a Sra. Morgan, uma paciente, olhar para nós antes de seguir pelo corredor.

Mais tarde, naquele mesmo dia, a Sra. Morgan foi até o posto de enfermagem e me encontrou sozinha, fazendo minhas anotações.

– Você é solteira? – perguntou.
– Sim – respondi, confusa.
– Deveria conhecer melhor o Chris.

Eu ri.

– Adoraria, mas não tenho motivos para ir até o setor onde ele fica.

Na casa de repouso, os setores de residência e reabilitação ocupavam lados diferentes do prédio, separados por um refeitório. As chances de nos vermos, exceto por um encontro fortuito, eram mínimas.

A Sra. Morgan franziu as sobrancelhas, nitidamente bolando um plano, para em seguida virar a cadeira de rodas e ir embora. Espiei, por trás da porta, para ver aonde ela estava indo e observei quando parou ao lado das amigas. Enquanto as mulheres conversavam e davam risadas, notei que, de vez em quando, olhavam na minha direção. Abaixei a cabeça e continuei meu trabalho.

No dia seguinte, eu estava andando pelo corredor quando vi a Sra. Morgan levantar da cadeira de rodas e se deitar no chão. Extremamente confusa, fui até ela.

– Está tudo bem?

– Ah, meu bem, caí. Preciso ser avaliada na fisioterapia. Você faria o favor de me levar até lá?

Lancei-lhe um olhar desconfiado, sabendo que ela havia "caído" de propósito. Ela fingiu uma dor pouco convincente, mal conseguindo disfarçar a animação. Sem muito que fazer, eu a ajudei a voltar para a cadeira de rodas e a levei até a sala de fisioterapia.

Chris se levantou assim que nos viu.

– O que houve? – perguntou, se ajoelhando ao lado da Sra. Morgan.

– Sou tão desastrada! Caí da cadeira e essa enfermeira maravilhosa teve a gentileza de me ajudar a levantar e me trazer até aqui.

Eu não queria contrariá-la, por isso disse apenas:

– Bem, parece que a senhora está em boas mãos. Nos vemos daqui a pouco, para os medicamentos da tarde.

– Não, não! É rápido. Por que não fica? Assim não tenho que voltar empurrando a cadeira sozinha – replicou ela, casualmente.

Dei de ombros e me sentei na pilha de tapetes azuis de ginástica que havia ali perto, observando Chris avaliá-la. Só mais tarde ele foi me confessar que a encenação era óbvia, mas resolveu entrar no jogo da Sra. Morgan.

– E então, está gostando do emprego novo? – me perguntou Chris enquanto manipulava o braço dela.

– Parece que todo mundo trabalha aqui desde sempre e todos se conhecem muito bem. Confesso que estou me sentindo um peixe fora d'água.

– Trabalho aqui há quatro anos e conheço todo mundo. Será um prazer apresentar você ao pessoal. Quer me dar seu telefone? – perguntou ele, pegando um bloco de anotações na mesa e o entregando a mim.

Tentei esconder minha empolgação enquanto anotava meu número e devolvia o bloquinho.

Quase dois anos depois, continuávamos juntos.

Três dias após minha primeira visita a Carl, eu estava de volta, me sentindo muito mais confiante. Mary me cumprimentou com a elegância de sempre e me levou para ver meu paciente. Encontrei-o no lugar habitual, mas dessa vez ele estava sorrindo.

– Meu namorado ficou muito impressionado com meus conhecimentos de futebol americano – anunciei ao vê-lo. – Tudo graças a você!

– Ah, isso não é nada – respondeu ele. – Temos muito mais trabalho a fazer. Já ouviu falar em Usain Bolt?

– Não tenho a menor ideia do que você está falando – respondi, rindo.

Enquanto eu fazia a avaliação de enfermagem, Carl me explicou, detalhe por detalhe, que Usain era um velocista que acabara de ganhar o ouro em duas modalidades olímpicas pela terceira vez consecutiva. Enquanto eu auscultava o coração e os pulmões de Carl, ele disse:

– Não diga ao seu namorado que eu lhe contei. Fique com o crédito e veja o que ele diz.

Eu sorri e concordei.

Quando voltei para o carro e estava a caminho do meu próximo paciente, liguei para Chris e contei o que tinha ouvido sobre Usain.

– Jura, você está acompanhando? – perguntou ele, animado, revelando fatos obscuros sobre a carreira olímpica de Bolt.

Deixei que ele me contasse tudo durante o trajeto de quinze minutos até a casa do meu próximo paciente.

Alguns dias depois, tive o prazer de relatar a Carl que Chris havia ficado todo animado com meu novo interesse por esportes. Rimos juntos e Carl me garantiu que aquele seria nosso segredo. Mas, por trás do riso, senti um nó na garganta. Eu sabia que, ao permitir um vínculo entre nós, eu estava me expondo à tristeza. Então me lembrei de viver o dia de hoje, sem medo do amanhã – promessa que fiz a mim mesma quando comecei a trabalhar com cuidados paliativos.

※

Certo dia, algumas semanas depois, Carl me recebeu com um bilhete escrito à mão. Confusa, eu o abri e vi as notícias dos últimos dias escritas numa letra cursiva bastante legível.

– Comecei a anotar as informações – disse ele. – Toda vez que você sai, eu me lembro de alguma coisa que queria lhe contar. Assim, não me esqueço.

– Que maravilha! – exclamei. – Assim também não vou me esquecer.

Horas depois, peguei Brody na creche e fiquei ali sentada, na entrada da garagem, por alguns instantes antes de entrar. Brody havia adormecido a caminho de casa; enquanto ele dormia, tirei do bolso do jaleco o papel, todo amassado, e li, sorrindo para mim mesma. Àquela altura, as informações que Carl anotava tinham ido além dos esportes e passaram a incluir também acontecimentos recentes e outros assuntos dignos de nota. Ele sabia que eu era mãe solo e que nunca tinha tempo para assistir ou ler as notícias, por isso tomou para si a tarefa de me manter informada. Quando lhe agradeci, Carl me disse que isso lhe dava um propósito e uma ocupação. Dobrei o papel e o coloquei de volta no console central do meu carro, acordei Brody com todo o cuidado e entramos em casa, onde conversei com Chris sobre as últimas notícias esportivas durante o jantar. Agradeci silenciosamente a Carl por me fazer parecer muito mais bem-informada do que eu era.

※

A temporada de futebol americano se encerrou e veio o inverno.

Numa quarta-feira gelada, durante um raro momento de descanso, eu estava sentada à minha mesa diante de uma xícara de café quente, conversando com uma colega de trabalho.

Fofocávamos quando Travis entrou correndo, interrompendo nossas risadas.

– Hadley, é o Carl. Mary está precisando de você.

Minha colega olhou para mim com empatia. Ela sabia quanto eu adorava Carl. Acenei com a cabeça, vesti o casaco e saí correndo.

Nada poderia ter me preparado para o que viria em seguida.

※

Quando entrei na já familiar casa de Carl e Mary, tirei o casaco e ouvi um barulho na cozinha. Imaginando que fosse Mary, entrei no quarto de Carl. Quando vi a cama vazia, a raiva tomou conta de mim. Como assim Carl tinha morrido e a funerária já havia levado seu corpo? Por que Travis não tinha me avisado?

Minha raiva se transformou em confusão quando alguém esbarrou em mim.

– Oi, Hadley.

Eu me virei ao ouvir a voz de Carl.

Uma luz forte me cegou momentaneamente. Não era *a* luz de que todos falam, e sim uma lanterna preta e pesada que Carl trazia nas mãos. Ele passou por mim como se estivesse numa missão.

Desnorteada, olhei para Mary, que vinha logo atrás dele, os braços estendidos para ampará-lo caso ele caísse. Ela parecia tão confusa quanto eu.

– O que está acontecendo? – sussurrei para ela. – Nunca o vi fora da cama. Achei que ele não conseguisse mais andar!

– Eu também – ela sussurrou de volta, em pânico.

– Há quanto tempo ele está assim?

– Há pelo menos uma hora. Ele não fala comigo. Fica andando pela casa com essa lanterna, olhando os cantos e atrás das cortinas. Minha esperança era que você pudesse me dar uma explicação.

Com os olhos arregalados, balancei a cabeça de um lado para o outro.

Eu me virei para Carl, que agora estava ajoelhado, olhando debaixo da cama.

– O que você está fazendo? – perguntei, tentando soar o mais natural possível, embora eu mesma pudesse ouvir a hesitação em minha voz.

– Brincando de esconde-esconde com Anna – respondeu ele, como se fosse a coisa mais óbvia do mundo.

Como eu nunca tinha ouvido falar de Anna, me virei para Mary para perguntar quem era e vi que seus olhos estavam cheios de lágrimas, as mãos apertadas contra o peito. Ela se recompôs e explicou:

– Anna é nossa filha. Ela se afogou quando tinha 2 aninhos. Carl se sentiu muito culpado. Não foi culpa de ninguém, mas ele nunca se perdoou por não estar lá para salvá-la.

Eu me arrepiei toda, processando a informação. Eu não tinha ideia do que dizer ou do que fazer. Então, a voz de uma das minhas instrutoras favoritas da escola de enfermagem surgiu em minha cabeça: *Esteja onde eles estiverem.*

A questão, porém, era: onde estava Carl? Parecia que ele estava em dois lugares ao mesmo tempo – fisicamente, estava ali comigo e com Mary; emocional e mentalmente, parecia estar em outro lugar, com Anna. Desde que Glenda falecera, eu já vivenciara situações de fim de vida com outros pacientes. O fenômeno parecia cada vez menos inesperado e mais natural para mim – só que eu nunca tinha visto um paciente receber a visita de uma criança. Como se não bastasse, ao longo de meses de convivência, eu nunca soube que Carl e Mary haviam tido uma filha. Eu nem sequer tinha visto Carl sair da cama – no entanto, ali estava ele, ágil como jamais imaginei.

Tudo bem, pensei, *está tudo bem*. Eu me virei lentamente para Carl, que agora estava no banheiro, revirando o grande armário de toalhas.

– Posso ajudar a procurar? – perguntei.

Ele me olhou com lágrimas nos olhos e disse:

– Eu sei onde ela está.

– Sabe?

– Sei, mas ainda não consigo chegar lá. Acho que não vai demorar muito. Foi o que minha mãe me disse.

– Você também tem visto sua mãe? – perguntei.

– Tenho – respondeu ele com naturalidade.

– O que devemos fazer agora?

– Acho que devo voltar para a cama – concluiu ele, dando de ombros.

Assenti e o levei cuidadosamente de volta para o quarto.

※

Depois de acomodar Carl, abracei Mary e a instruí a ligar se precisasse de alguma coisa durante a noite. Saí pela porta da frente no momento exato em que o sol estava se pondo, colorindo o mundo com variados tons de vermelho, laranja e roxo de tirar o fôlego. Parei um minuto para admirar o céu e fui momentaneamente distraída por um pássaro azul empoleirado no galho de uma árvore próxima, imóvel, me observando com um olhar firme. Por um momento me perguntei se seria Anna, mas logo tirei a ideia da cabeça. Que tolice, a minha. Tudo aquilo era apenas coincidência ou alucinação, algo assim.

Entrei no carro, liguei o aquecedor e telefonei para o médico da empresa, o Dr. Kumar. Gostava de conversar com ele, um profissional extremamente inteligente e muito acessível, sempre disposto a nos atender. Era diferente dos outros médicos com quem eu já havia trabalhado – mais calmo, descontraído, e confiava muito nas enfermeiras.

– Alô – ele atendeu. – Tudo bem por aí?

– Está ocupado agora, doutor? Não é uma emergência.

Observei o pássaro pelo para-brisa, ainda empoleirado e imóvel, olhando diretamente para mim. Muito estranho.

– Não. O que houve?

– Queria dar notícias de Carl. Ele hoje se levantou da cama e andou. Foi a primeira vez que o vi de pé.

– Ah, sei. A melhora antes do fim – comentou o Dr. Kumar, sem demonstrar surpresa alguma na voz.

– Como assim?

– O pico de energia que quase todas as pessoas têm antes de morrer – explicou ele, como se fosse um fato médico corriqueiro.

Hoje sei que essa melhora momentânea é comum. Muitas vezes, os entes queridos que a testemunham acreditam que o paciente está num processo milagroso de recuperação. Mas nós, profissionais da saúde, sabemos que é um sinal de que a morte é iminente e deve ocorrer nos próximos dias.

– Pode ser – respondi, ainda atônita. – Sou novata no assunto. Ele também estava vendo a mãe e a filha que já morreram.

– Foi angustiante para ele?

– Não, ele estava calmo.

– A passagem deve estar próxima – disse o Dr. Kumar, e na mesma hora o pássaro azul voou para longe do galho.

– Mas ele estava andando! – exclamei. – Está melhorando. Os sinais vitais estavam todos normais. Ele não está morrendo.

– Vamos aguardar, Hadley – disse o Dr. Kumar com toda a calma, e desligou.

Fiquei inquieta com os acontecimentos do dia. Quando finalmente consegui ir para a cama, sonhei a noite toda com uma menina de tranças loiras, correndo entre flores silvestres e passarinhos azuis que voavam alegremente ao seu lado. Acordei com a sensação de que não tinha dormido nem um segundo.

No dia seguinte, fui até a casa de Carl, como fazia toda terça-feira de manhã, sem saber o que encontraria pela frente. Carl estava de volta na cama, com a esposa ao lado dele.

– Ele só fica acordado por alguns minutos – disse Mary.

Naquele momento, Carl abriu os olhos e sorriu para mim.

– Veja só, se não é minha enfermeira favorita...

Ele estava fraco; mal conseguia manter os olhos abertos ou falar no ritmo habitual.

– Se não é meu paciente favorito... – respondi.

Era verdade. Embora àquela altura eu estivesse cuidando de uns 12 pacientes, havia criado um vínculo especial com Carl e Mary. Sei que parte disso se deveu ao fato de ele ter permanecido em cuidados paliativos durante vários meses, mas não foi só isso. Eu me sentia ligada a eles, à vontade em sua presença.

– Você teve um dia agitado ontem – falei com delicadeza. – Assim que eu terminar minha avaliação, vou deixá-lo descansar.

Auscultei o coração e os pulmões de Carl, como já havia feito tantas vezes antes.

– Obrigado – disse ele.

– Pelo quê?

– Por me oferecer um propósito além da morte.

Senti lágrimas quentes escorrendo pelo meu rosto e fiquei envergonhada.

– Vou sentir sua falta, garota – continuou ele, mal conseguindo manter os olhos abertos.

– Também vou sentir sua falta, Carl – respondi, as lágrimas turvando minha visão.

Ao me acompanhar até a porta, Mary me perguntou quanto tempo mais eu achava que ele teria.

– Sinceramente, não sei – admiti, tentando me recompor.

※

Naquela noite, fui dormir com o coração apertado. Eu não estava pronta para a morte de Carl. Ele havia se tornado uma espécie de avô para mim. Tentei me distrair no Instagram, mas não adiantou muito. Peguei no sono lá pelas dez da noite e, umas quatro da manhã, acordei com o celular tocando.

– Hadley, sinto muito. Estou do outro lado da cidade ajudando um paciente com muita dor e acabei de receber uma ligação urgente da esposa de Carl. Ela precisa que alguém vá até a casa deles. Você pode ir, por favor?

Embora eu estivesse de sobreaviso naquela noite, já fazia quase um ano que vinha trabalhando com cuidados paliativos e ainda não tinha sido necessário visitar um paciente no meio da madrugada. Como também havia duas enfermeiras no turno da noite, eu só seria chamada se ambas estivessem ocupadas, o que era pouco provável.

– É claro – respondi e desliguei.

– Quem era? Achei que você não estivesse de plantão – perguntou Chris, grogue.

– Carl está precisando de mim – falei, já me levantando da cama. – Estou de sobreaviso e nunca me chamaram antes.

Chris olhou para mim com empatia.

– Então é melhor você ir. Pode deixar que cuido do Brody. Não precisa ter pressa de voltar.

Eu me despedi dele com um beijo e saí para a rua.

Senti um aperto no coração no caminho até a casa de Carl e Mary. Revi meu primeiro encontro com Carl e me lembrei de tudo que aprendera com ele sobre esportes ao longo dos meses e dos muitos chás que tomei enquanto conversava com o casal. Também pensei em suas últimas palavras para mim na manhã anterior.

Quando cheguei à casa deles, alguma coisa havia mudado. Caminhei lentamente pelo corredor, onde Mary já me esperava.

– Ele se foi – disse ela, quase com empatia, como se quisesse amenizar o golpe.

– Tudo bem – falei, com um suspiro pesado.

Na mesma hora me desculpei, envergonhada, percebendo que a perda era de Mary e que eu precisava ser forte por ela.

Mary e eu entramos juntas no quarto, completamente escuro sem o brilho da TV. Acendi um abajur e olhei para o corpo sem vida de Carl. Coloquei o estetoscópio no peito dele, como já fizera tantas vezes antes, mas dessa vez não ouvi as batidas ritmadas do coração. Eu não estava olhando para seu rosto sorridente e desgastado pelo tempo. Não dessa vez. Agora havia silêncio. Um vazio.

Não segurei as lágrimas e mal consegui dizer "Hora do óbito: 4h47 da manhã". Ergui a cabeça e meus olhos marejados encontraram os de Mary. Ela se aproximou e me abraçou; eu estava aos prantos.

– Sinto muito, sinto muito mesmo. Eu é que deveria estar consolando você – balbuciei entre um soluço e outro.

Ela se afastou para olhar para mim e disse com firmeza:

– Estamos consolando uma à outra. Nunca peça desculpas por isso. Nós duas o amamos muito. Você sabe que Deus o colocou na nossa vida.

Assenti em silêncio, incapaz de falar enquanto as lágrimas inundavam meu rosto. Abraçada a Mary, lembrei como me senti intimidada por ela no início. Era até engraçado, pois agora tudo que eu recebia dela era amor e aceitação, sem falar na sua total confiança em minhas habilidades. Depois de alguns minutos, eu me recompus.

– E agora? – perguntou ela.

– Tenho que ligar para a funerária.

Mary suspirou e assentiu.

Depois que fiz a ligação, Mary e eu vestimos Carl com o terno azul-marinho com o qual ele queria partir. Juntas, colocamos nele o paletó, uma tarefa difícil, e peguei a gravata vermelho-cereja na cadeira em que já havia me sentado tantas vezes. Entreguei a gravata a Mary.

– Não sei dar nó – admiti.

Ela pegou a gravata da minha mão e deu uma risadinha.

– Eu também não. – De repente sua risada se transformou numa gargalhada. – Só sei que, se ele estivesse aqui agora, perguntaria como pôde confiar a própria vida a duas pessoas que não sabem nem dar nó numa gravata.

Comecei a rir também e só paramos quando a campainha tocou. Fui atender à porta com um sorriso no rosto, a risada de Mary ecoando atrás de mim. Aposto que os funcionários da funerária acharam que éramos loucas.

Enquanto colocavam Carl na maca e o cobriam com um lençol branco, Mary se lembrou de um detalhe e os interrompeu.

– As meias! – exclamou. – Ele não pode ficar sem meias!

Olhei para ela, que esclareceu:

– Anna. Ele calçou meias nela antes de a levarem embora quando ela morreu. Disse que não queria que ela ficasse com os pés gelados.

Acenei com a cabeça em sinal de compreensão e entreguei a gravata e as meias aos funcionários da funerária.

Antes de irem embora, eles precisavam da minha assinatura nos papéis, um procedimento comum. Percebi que não havia caneta ali por perto e, sem querer incomodar Mary, fui até o carro. Procurando uma caneta no porta-luvas, minha mão tocou um pedaço de papel. Era o primeiro bilhete que Carl havia escrito para mim, meses antes. Suspirei profundamente quando passei a mão sobre as palavras escritas à mão.

Voltei logo para assinar os papéis. Acompanhei os funcionários até a porta da frente e apoiei a cabeça no batente, vendo Carl ir embora.

Enquanto o transportavam até o carro fúnebre, ouvi um gorjeio e voltei o olhar para uma árvore próxima, onde avistei um pássaro azul. Ele chilreou algumas vezes e depois começou a bater as asas. Fiquei admirada quando a ave voou ao lado do carro fúnebre.

Sorri para mim mesma, com lágrimas nos olhos, e sussurrei:
– Cuide bem do seu pai por mim, Anna.

CAPÍTULO TRÊS

Sue

❧

Após a morte de Carl, fiquei responsável por cuidar de Sue, uma paciente com doença pulmonar obstrutiva crônica (DPOC), na prática um conjunto de doenças que dificultam a respiração. Para um paciente com DPOC, alguns passos pela casa podem parecer uma maratona.

Conheci Sue numa manhã de outono. Fui calorosamente recebida em sua casa pelo filho, Fred, que não aparentava ter mais de 50 anos, embora eu achasse que ele deveria ser mais velho, já que a mãe tinha 98. A esposa, Leanne, estava logo atrás dele e também era muito simpática.

Depois dos primeiros cumprimentos, Fred anunciou:

– Vou logo avisando que minha mãe é uma pessoa ranzinza e muito teimosa. Tem DPOC há anos, mas dias atrás piorou tanto que precisamos chamar uma ambulância. Após ser atendida na emergência e melhorar, recusou se submeter a outros tratamentos ou exames. Foi então que o médico recomendou cuidados paliativos.

– Faz sentido. Estou acostumada com pacientes ranzinzas e teimosos! Mal posso esperar para conhecê-la – respondi.

Embora eu ainda tivesse muito que aprender, àquela altura já havia cuidado sozinha de vários pacientes, e a DPOC é comum no mundo dos cuidados paliativos.

Fomos até o cômodo ao lado e vi Sue sentada numa poltrona grande e confortável que praticamente a engolia. Ela não devia pesar mais de 40 quilos e seus ossos eram protuberantes, um efeito colateral da doença.

Cumprimentei Sue como sempre fazia ao me apresentar:

– Oi! Meu nome é Hadley! Prazer em conhecê-la!

– Não sei por que está aqui – respondeu ela, irritada.

Fiquei surpresa. *Como assim?* Levei o que pareceu uma vida inteira para formular uma resposta coerente, mas finalmente respondi:

– Estou aqui para deixá-la confortável.

– Estou muito bem – retrucou ela, seca.

Olhei para o filho, em busca de ajuda.

– Mãe, ela é a enfermeira de cuidados paliativos. Lembra? A médica disse que ela viria para você não precisar mais ir ao pronto-socorro.

– Isso eu sei – respondeu Sue bruscamente, para em seguida acrescentar: – Mas não pedi enfermeira nenhuma.

Olhei para Fred, mas aparentemente o comentário da mãe não o havia afetado. Existia uma linha tênue entre assumir o controle de uma situação e não ofender pacientes vulneráveis e seus familiares, e eu estava desesperada para acertar. Fiquei em silêncio, sem saber o que responder. Depois de alguns segundos, Sue se virou para mim e disse:

– Você pode fazer o que precisar, mas não sei se vai ser minha enfermeira.

Aliviada, comecei a preencher a papelada necessária para admiti-la nos serviços de cuidados paliativos. Quando terminei, sugeri voltar no dia seguinte para uma visita normal. Também expliquei que as enfermeiras de cuidados paliativos estão disponíveis 24 horas por dia, mas eu não seria necessariamente a única de plantão a qualquer momento.

– Posso voltar amanhã ou prefere outra enfermeira? – perguntei.
Sue soltou um suspiro.
– Pode ser você. Volte amanhã e vamos ver como fica.
Fred sorriu e me acompanhou até a porta, comentando:
– Acho que ela gostou de você.
Tentei não encará-lo como se ele fosse louco.

※

No dia seguinte, fiz minha visita normal a Sue, verificando a pressão arterial, o pulso, a respiração e a temperatura. Examinei sua pele em busca de escaras ou hematomas. Perguntei como andava o intestino, se os medicamentos lhe causavam algum efeito adverso, se comia e dormia bem. Seca, ela respondeu a todas as minhas perguntas e, enquanto eu anotava as respostas, mal tirou os olhos do jogo de golfe na TV.

Nossas visitas continuaram assim, duas vezes por semana durante um mês, até que um dia Sue baixou o volume da TV e olhou para mim.

– Por que você fica tanto tempo aqui depois de terminar tudo? – perguntou. – Você com certeza poderia fazer tudo isso em quinze minutos e ir embora.

– A empresa exige que eu fique pelo menos trinta minutos, de preferência 45.

Sue tinha razão – às vezes não havia nada para fazer no tempo que sobrava, então eu podia me sentar e ouvir as histórias dos pacientes, o que eu adorava.

– Você poderia ficar simplesmente sentada dentro do carro durante quinze minutos e ninguém ia saber. Nem se eu contasse, acreditariam em mim. Acham que estou confusa só porque sou velha.

Eu ri e disse:

– Sou mãe solo. Não posso correr o risco de perder o emprego.

Aquele era um detalhe que eu não revelava com frequência aos meus pacientes. Havia a seguinte orientação na empresa em que eu trabalhava: não fale sobre sua vida pessoal. Certa vez, o familiar de um paciente ligou para nosso gestor dizendo que a enfermeira estava descarregando os problemas pessoais nele. É verdade que todas as famílias com as quais lidamos já vivem sobrecarregadas e, sem sombra de dúvida, não precisam de mais estresse. E também é verdade que às vezes nós, enfermeiros de cuidados paliativos, passamos bastante tempo com os pacientes e seus familiares e desenvolvemos um vínculo com eles, por isso é muito estranho *não* falarmos da nossa vida pessoal. Tentei encontrar um meio-termo entre seguir as regras e me conectar com as pessoas. E, depois de semanas de silêncio, eu definitivamente queria me conectar com Sue.

Mas não funcionou. Em vez de continuar a conversa, ela assentiu e aumentou o volume da TV de novo.

Imaginei que o silêncio tinha voltado com tudo.

※

Na visita seguinte, encontrei Sue no lugar habitual. Os cabelos brancos encaracolados estavam bem penteados, como sempre, e o vestido combinava com os chinelos. Mas, dessa vez, ela começou a falar antes mesmo de eu me sentar.

– Dormi seis horas. Evacuei hoje cedo. Não quis tomar café da manhã. A última refeição foi o jantar ontem à noite, e comi tudo. Estou sem casaco, assim você pode medir minha pressão e examinar minha pele.

Rapidamente peguei o tablet para registrar tudo. Depois de inserir as informações, peguei o estetoscópio. Quando terminei, me acomodei para permanecer com ela o tempo restante.

– Você ainda tem bastante tempo, certo? – perguntou ela.

– Sim, pelo menos vinte minutos.

– Pode regar minhas plantas?

Não que aquela fosse uma tarefa típica da enfermagem; normalmente eram os auxiliares de enfermagem que ficavam a cargo desse tipo de ajuda, mas não vi problema algum.

– Claro! – respondi com entusiasmo.

Sue me disse onde estava o regador. Enquanto o enchia, olhei para as fotos penduradas na parede. Havia um retrato de casamento de uma Sue muito mais jovem, miúda como agora, mas sendo engolida por um vestido de noiva gigantesco, não por uma poltrona; ao lado dela, de pé, um homem em uniforme militar. Olhei em volta e notei que havia retratos desse homem – claramente o marido – em todas as paredes, fardado em quase todas as fotos.

Sue apontou planta por planta, me instruindo passo a passo. Algumas precisavam de muita água e outras apenas de poucas gotas. Tive que encher o regador várias vezes.

– Você pode regar minhas plantas uma vez por semana?

– Claro – concordei, animada. Pelo menos ela estava falando comigo.

– Ótimo. Vou mantê-la como minha enfermeira se você puder realmente ser útil. Da próxima vez, traga a correspondência.

– Sim, senhora – respondi, com um sorriso aberto.

Sinceramente, foi ótimo sair um pouco da minha rotina.

※

Na visita seguinte, coloquei sobre a mesa a correspondência de Sue e ela acenou com a cabeça, em sinal de reconhecimento, e foi tudo. Como havia feito na visita anterior, respondeu automaticamente às perguntas de sempre, informando que dormira, evacuara e se alimentara. Concluí a avaliação e coloquei o tablet na bolsa para indicar que estava pronta para a próxima tarefa.

– Tem roupa limpa para dobrar em cima da minha cama. Você sabe dobrar roupa direito?

Avaliei minhas habilidades de dobrar roupas por um minuto antes de acenar com a cabeça lentamente.

– Aprendi com minha mãe. Acho que faço bem.

Com isso, Sue apontou o dedo fino na direção do quarto. A cama tinha sido arrumada com perfeição, adornada com uma delicada saia de renda. Estava linda. Na mesinha de cabeceira, outra foto dos noivos.

Ao voltar para a sala com a roupa a tiracolo, me sentei no chão para começar os trabalhos e decidi tentar a sorte.

– Vi suas fotos de casamento. São lindas. Por quanto tempo você ficou casada?

– Muito pouco – respondeu ela, sem tirar os olhos da TV. – Ele não tinha nem 30 anos quando morreu na guerra.

– Seu filho comentou que tem três irmãos. Você se casou novamente? – perguntei enquanto dobrava uma de suas combinações de seda.

Sue desligou a TV e me encarou.

– Você é intrometida, não?

Fiquei com medo de tê-la aborrecido.

– Desculpe, só queria saber um pouco mais sobre você – respondi, sem tirar os olhos da combinação no meu colo.

– Nunca perguntam nada sobre mim. Só escuto "Tome seu medicamento", "Vá a esse médico" – disse ela, enquanto olhava pela janela, imersa em pensamentos.

Fiquei quieta e continuei dobrando as roupas. Depois de um minuto, ela olhou para mim e começou a falar.

– Não me casei de novo. Quando nos casamos, eu tinha 16 anos. Meus pais o viram nascer. Ele foi o único amor da minha vida. Eu estava grávida do nosso quarto filho, Fred, quando ele foi convocado. Lembro que o beijei, a mão dele pousada sobre minha barriga, enorme, sabendo que nunca mais o veria.

Levantei os olhos quando Sue disse a última frase. Tinha os lábios apertados e parecia estar olhando para dentro, como se assistisse a uma lembrança.

– Não consigo nem imaginar... – comentei, sem saber se meu comentário era apropriado.

– Ora, meu bem, não é assim que se dobra. Dê aqui. E observe – disse ela de repente, pegando a combinação das minhas mãos.

Eu a observei dobrar a peça com todo o cuidado, mas estava distraída com a revelação. Eu queria saber mais.

❧

Na visita seguinte, encontrei Sue com mais dificuldade para respirar que o normal. Notei assim que a vi.

– Há quanto tempo está respirando desse jeito? – perguntei.

– Desde ontem, mas estou bem.

Peguei o estetoscópio e, assim que o coloquei sobre o peito dela, ouvi o chiado, que mais parecia um apito agudo. Peguei o oxímetro, um aparelhinho que mede a quantidade de oxigênio no sangue, e o coloquei no dedo frio de Sue: 87%. Suspirei ao constatar que não estava tão baixo. Mas meu alívio logo se transformou em pânico quando percebi que ela estava apresentando sintomas que eu não sabia tratar – intensa falta de ar, como se fosse um peixe em terra firme.

Pedi licença e liguei para o médico, tentando manter a calma, mas Sue estava ficando roxa e temi que ela morresse se eu não tomasse uma atitude.

– O que faço agora? – perguntei ao Dr. Kumar, desesperada.

– Ela está com dor? Está desconfortável?

– Não. Ela disse que está sem dor, mas não posso simplesmente deixá-la chiando desse jeito!

– Pode, sim – respondeu ele calmamente. – Eu entendo que a faculdade de enfermagem só ensinou você a tratar, tratar, tratar. Nesse caso, isso significaria espetá-la com uma agulha enorme, tirar litros de sangue, interná-la no hospital, administrar toneladas de medicamentos e sabe-se lá o que mais. Ela não quer isso. Só quer ficar confortável dentro de casa. Sei que isso contradiz tudo que você aprendeu, mas o caminho é esse mesmo. Ela está em casa e está confortável.

Assenti, processando as palavras do Dr. Kumar. Talvez nem sempre as pessoas precisassem de mais – talvez às vezes precisassem... de menos. Talvez só precisassem de um pouco de conforto.

※

É claro que o Dr. Kumar não havia dito nada que eu já não soubesse sobre o objetivo dos cuidados paliativos, mas até aquele instante eu não tinha percebido que o conceito de "tratamento" estava profundamente enraizado em mim: representava fazer mais exames laboratoriais e de imagem, administrar mais medicamentos... Em enfermagem, aprendemos o tempo todo a curar os pacientes – ou pelo menos tentar curá-los –, mas aprendemos pouco sobre oferecer conforto.

No meu segundo ano de faculdade, quatro alunas da minha turma foram selecionadas para fazer um estágio remunerado de um ano num hospital local, onde acompanharíamos enfermeiras em período integral durante o verão e em meio período durante o ano letivo. Fiquei muito feliz de estar entre as quatro.

Toda manhã, batíamos o ponto e consultávamos as tarefas do dia.

– Médico-cirúrgica – sussurrei num dos primeiros dias do estágio. Era a área de que eu menos gostava.

– UTI para mim – disse minha amiga Summer. – Heather ficou com obstetrícia de novo.

Nós duas queríamos ser enfermeiras obstétricas.

– Ei, você vem comigo hoje? – perguntou-me uma enfermeira de meia-idade com os cabelos presos num rabo de cavalo baixo, gesticulando na minha direção enquanto batia o ponto. Chamava-se Theresa e trabalhava no pronto-socorro. Eu a tinha acompanhado durante um turno na semana anterior e simpatizei muito com ela.

– Quem me dera! Médico-cirúrgica – respondi, apontando para o quadro à nossa frente.

– Ah, não vai para lá, não. Você vai me acompanhar hoje. Venha.

Enquanto Theresa caminhava rapidamente em direção ao pronto-socorro, eu me virei para Summer, que deu de ombros. Na dúvida, corri para alcançar Theresa.

– Acho que minha supervisora não vai ficar muito contente – comentei, acelerando o passo para acompanhá-la.

– Deixa que eu resolvo. Trabalho aqui há mais tempo do que sua supervisora. Ela não vai reclamar comigo.

Theresa escaneou o crachá para entrar no pronto-socorro. Antes mesmo que eu achasse um lugar para guardar meus pertences, ela saiu correndo para o quarto 8.

– Theresa, preciso de epinefrina agora – pediu o médico da emergência, virando-se para ela. Tinha a testa suada do esforço para trazer o paciente de volta à vida.

Theresa já estava vasculhando a gaveta do carrinho de enfermagem para emergências, que continha todas as ferramentas e remédios que poderiam ser necessários a um paciente em choque.

– Encontre a epinefrina – ela me pediu, com toda a calma, acenando para mim.

Comecei a suar enquanto procurava, sem sucesso.

– Vou apenas assistir. Não estou pronta – falei, dando um passo para trás, atordoada.

Theresa pegou a epinefrina, que estava no carrinho exatamente como ela disse que estaria, e entregou à enfermeira ao lado do paciente.

– A próxima tarefa é sua – ordenou. Quase desmaiei.

– Precisamos de acesso no outro braço – disse alguém no quarto.

Theresa apertou meu ombro antes de reunir os suprimentos para colocar um acesso venoso no braço do paciente sem vida. Ela empurrou os suprimentos na minha direção, e eu protestei.

– Olha, você pode tentar agora enquanto estou aqui para ajudar ou pode fazer isso um dia sozinha.

Assenti e, tremendo, comecei a desembalar os suprimentos, com medo de perder a veia diante de todas aquelas pessoas. Felizmente, Theresa guiou minha mão e eu consegui já na primeira tentativa. O orgulho que senti durou cerca de um minuto antes que o médico fizesse o anúncio.

– Perdemos o paciente. Hora do óbito: 7h17 da manhã.

Todos pararam o que estavam fazendo e começaram a sair do quarto.

As únicas pessoas que restaram foram Theresa, o paciente e eu. Ela acessou o computador ao lado do leito enquanto eu observava o paciente morto. Seu aspecto era péssimo. A pele tinha uma coloração azulada, as roupas tinham sido arrancadas de seu corpo, havia um tubo saindo da boca, e o sangue manchava os lençóis. Havia resíduos espalhados pelo chão – frascos de medicamentos, gaze e embalagens. Eu não sabia o que tinha acontecido com ele, nem seu nome e sua idade.

Ouvi a porta de vidro deslizar atrás de mim e me virei. Uma mulher franzina entrou, o rosto manchado de rímel por causa das lágrimas. Estava claro que era próxima do paciente falecido, mas eu não sabia o grau de parentesco.

– Sinto muito – falei, tentando oferecer consolo.

– Não se apresse. Avise alguém quando terminar – Theresa

disse à mulher, fazendo sinal para que eu a seguisse. – Não temos tempo para consolar as pessoas – comentou comigo, já no corredor. – Outros três pacientes precisam de nós agora.

Apesar desse comentário, fiz uma pausa. Dava para ouvir a mulher chorando – aquilo não estava certo.

Mas Theresa tinha razão ao afirmar que os outros pacientes também precisavam de nós. Não tivemos um minuto de descanso naquele dia, cuidando do que me pareceram centenas de pacientes, cada um vivendo o pior dia de sua vida. Apesar de ser muito mais velha que eu, Theresa mal demonstrou sinais de cansaço mental ou físico. Conseguiu passar de paciente em paciente mantendo certa distância emocional. Eu, por outro lado, ainda me via pensando no paciente anterior enquanto ouvia a história traumática do seguinte. Invejei a capacidade de Theresa de se desconectar e queria imitá-la. Ela era muito respeitada pelos médicos e pelas outras enfermeiras, e eu também queria ser respeitada.

Passei a maior parte daquele verão acompanhando Theresa, aprendendo tudo que pude com ela. Aos poucos, consegui me desconectar emocionalmente e me concentrar nas tarefas imediatas.

Certo dia, estávamos tratando um paciente com diabetes e dor no pé.

– A cirurgiã deve vir vê-lo dentro de uma hora – informou Theresa.

– Não precisa. Não vou fazer cirurgia nenhuma – respondeu ele.

Olhei para o pé do homem. Era evidente que ele precisava ser operado, e eu não entendia por que estava recusando a cirurgia.

– Se não operar, você vai morrer – disse Theresa com indiferença, sem tirar os olhos da tela, examinando o prontuário.

– Se eu tiver que viver, Deus vai me salvar.

– Então tudo bem. – Theresa deu de ombros e saiu do quarto, me levando junto. – Que burrice – comentou enquanto caminhávamos pelo corredor.

– Concordo que ele deveria operar, mas você não acredita nele? – perguntei.

– Não, querida. E não há ninguém que trabalhe na emergência que acredite nisso. Não tenho a menor intenção de passar a eternidade ao lado de uma força maior que deixa acontecer o que vemos aqui.

Tudo que eu havia aprendido quando criança conflitava com o que estava vivenciando no hospital. Todos pareciam ter ideias diferentes sobre Deus, religião e o que tudo isso significava. Como saber quem estava certo e quem estava errado? Desde criança eu tinha aprendido que deveria buscar o apoio de Deus e jamais questionar Suas intenções – exatamente como aquele homem no pronto-socorro –, mas entendia a posição de Theresa. No pouco tempo que passei no pronto-socorro (quase nada perto dos anos que ela passou ali), também vivenciei algumas situações tenebrosas.

Acontece que agora, trabalhando com cuidados paliativos, o que eu estava vendo era algo totalmente diferente. Pacientes de todas as religiões, ou de religião nenhuma, vivenciavam encontros espirituais que eu não podia ignorar. Pacientes com quem eu estabelecera uma relação de afeto e confiança. Eu estava começando a perceber que as coisas não eram tão simples quanto eu imaginara – definitivamente acontecia alguma coisa na passagem para além da vida.

※

Balancei a cabeça como se quisesse afastar tudo que tinha aprendido no pronto-socorro, quando me mantivera firme oferecendo aos pacientes aquilo de que eles mais precisavam: tratamento, não conforto. Imaginei como Theresa reagiria a essa conversa com o Dr. Kumar; com certeza um dos dois sairia irritado.

– Então, eu não faço... nada? – perguntei por fim ao Dr. Kumar.

– Não, você liga para a família da paciente e dá notícias. Oferece o que ela mais gosta de comer e a deixa fazer o que quiser. Pergunta novamente se ela está confortável e, quando não estiver, você me liga de volta e continua fazendo isso até ela ficar satisfeita. O que você está fazendo é importante, mesmo que a sociedade nem sempre reconheça.

Com isso, nos despedimos e desligamos o telefone. A partir desse momento, comecei a pensar de outra maneira sobre o que significava cuidar e sobre o meu trabalho, entendendo que às vezes não fazer "nada" (como eu teria pensado na faculdade e nos meus empregos anteriores) era fazer alguma coisa. Era estar presente, oferecendo conforto e solidariedade – e isso importava. Importava muito. Foi uma epifania para mim porque, embora eu trabalhasse com cuidados paliativos havia um ano e meio e entendesse que meu trabalho não era salvar pessoas, sempre havia alguma coisa que eu podia oferecer, geralmente uma forma de aliviar o sofrimento. Nesse caso, porém, não havia nada a fazer a não ser *estar* com Sue.

Quando voltei ao cômodo, fiz questão de dizer a ela que a única preocupação do médico era seu conforto.

– Ah, isso me faz me sentir bem melhor. Fiquei preocupada, achando que você estava chamando uma ambulância para me levar ao hospital.

O alívio em sua voz era evidente. Sorri, sentindo que tinha feito a escolha certa.

– Quando terminar, você pode fazer um sanduíche para mim? – perguntou.

– Claro! – respondi, alegre, ouvindo ecos da voz do Dr. Kumar na minha cabeça.

Mas antes concluí rapidamente minha avaliação, que incluiu perguntar pelo menos mais três vezes a Sue se ela tinha certeza de que estava confortável e sem dor. Ela ainda estava com falta de ar, mas convencida de que estava acostumada com aquilo e não queria tratamento de espécie alguma. Em seguida, guardei meu tablet e pedi que me descrevesse exatamente o tipo de sanduíche que queria. Fui até a cozinha, decidida a preparar o melhor sanduíche de peru e queijo suíço com maionese e tomate de todos os tempos. Procurei o pão na despensa.

– Tem mais pão? – gritei para ela da cozinha. – Este aqui está fora da validade.

– Está mofado? – retrucou ela.

Peguei algumas fatias com as mãos enluvadas e as virei para ver se tinham mofo.

– Não, mas ainda acho que devo usar um pão mais fresco.

– Querida, use esse pão. Assim que você trouxer meu sanduíche, vamos ter uma conversinha.

Obedeci e terminei de preparar o sanduíche, colocando-o cuidadosamente num de seus delicados pratos brancos. Entre pequenas mordidas, ela começou a me contar como foi crescer na época da Grande Depressão e como, até hoje, por causa daquela experiência, nunca desperdiçava comida. Contou também que às vezes não podia ir à escola porque tinha que trabalhar para ajudar a sustentar a família. Após a Grande Depressão, quando tinha seus 20 e poucos anos, formou-se professora.

Assim que terminou o lanche, Sue decidiu que a hora de contar histórias havia acabado. Ao me entregar o prato vazio, falou que era hora de eu ir embora. Recolhi o prato e me despedi.

※

Na visita seguinte, era dia de regar as plantas. Quando cheguei, Sue não estava usando chinelos nem roupas de ficar em casa. Vestia uma saia e um casaco combinando, meia-calça e sapatos de salto baixo.

– Nossa, que chique! Vai sair?

– Bem, nesta altura da vida nada é grande coisa, mas tem um evento na igreja e estou muito animada. Quando se chega à minha idade, mostrar o rosto ao Senhor se torna cada vez mais importante.

– Você sempre foi religiosa? – perguntei.

– Sim, sempre encontrei apoio na religião, principalmente quando meu marido morreu. E você, querida? Você faz muitas perguntas sobre mim.

Deixei o regador de lado por um momento enquanto refletia sobre a pergunta, ainda sem saber direito o que responder.

– Minha família era religiosa. Eu diria... que ainda estou tentando descobrir. Quem me dera saber.

– Acho que há mais pessoas por aí na mesma situação que você, embora não admitam. Mas acho que vou descobrir a verdade em breve.

– Está com medo? – perguntei antes mesmo de processar o que estava dizendo.

– Não – respondeu ela simplesmente.

Reguei as plantas e concluí minha avaliação, imaginando como devia ser estranho saber que se vai morrer em breve. Mas estava feliz por Sue ter encontrado conforto na religião.

※

Fazia muito tempo que eu não sentia o que Sue estava sentindo, mas nossa conversa me relembrou o imenso conforto que encontrei na igreja no comecinho da minha gravidez, quando fiquei muito assustada e confusa.

Eu tinha acabado de voltar para casa nas férias de verão após meu primeiro ano na faculdade e tive um enjoo que não passava. Cansada de me ver vomitando bile, minha mãe declarou:

– Chega! Vamos para o pronto-socorro agora mesmo.

Quando chegamos, eu me sentei no saguão para preencher o

questionário. Vendo a pergunta sobre a data da minha última menstruação, entrei em pânico. Meu ciclo nunca foi certinho, mas eu não me lembrava de ter menstruado nos dois meses anteriores. Deixei o espaço em branco assim que outra onda de náusea tomou conta de mim.

Na sala de exames, uma enfermeira alta, com jaleco rosa-choque e cabelos cacheados presos no alto da cabeça, entrou com um copo transparente na mão.

– Então, meu bem, vamos lá. Primeiro, o teste de gravidez.

Ao me dirigir ao banheiro, desviei os olhos da minha mãe. Quando voltei, ela olhou para mim.

– Existe alguma chance? – perguntou.

– Não, não estou grávida.

No mesmo instante a enfermeira voltou e anunciou em alto e bom som:

– Você está grávida!

Senti meus olhos se encherem de lágrimas enquanto minha mãe acariciava minhas costas. A enfermeira me consolou enquanto preenchia o prontuário.

– Não chore, meu bem. Existem opções. Não deixe ninguém lhe dizer que não existem. O corpo é seu, entenda isso.

Assenti, e minha mãe e eu saímos para enfrentar o sol lá fora. A única coisa que ela me disse no caminho para casa foi:

– Não vou te julgar nem impor minhas crenças a você. Se quiser ter o bebê, vou achar ótimo. Se não quiser, levarei esse segredo para o túmulo.

Assim que chegamos em casa, fui direto para meu quarto, me deitei na cama e fiquei olhando pela janela. Casas de praia como a nossa se alinhavam na rua. Lares onde viviam famílias como a que eu gostaria de ter. Famílias criadas quando duas pessoas se apaixonam na faculdade, se formam, se casam, têm filhos e compram uma casinha perfeita à beira-mar.

Eu ainda posso ter tudo isso, disse a mim mesma. *Posso abortar e ninguém vai saber.* Comecei a procurar clínicas de aborto nas redondezas. Encontrei a mais próxima e me informei sobre o processo, decidindo que marcaria uma consulta na segunda-feira. Anotei o número do telefone num pedaço de papel e coloquei na gaveta da minha mesinha de cabeceira para minha mãe não ver. Eu sabia que não conseguiria pedir a ela que me acompanhasse até a clínica; eu estava muito envergonhada.

Na manhã seguinte, o sol espreitava pela minha janela quando acordei. Entrei no banheiro e me despi para tomar banho. Quando me olhei no espelho, imaginei um bebê na minha barriga. Era uma ideia tão estranha que não parecia real. Descendo as escadas, vi minha mãe pegando as chaves do carro para ir à igreja, onde ela costumava passar as manhãs e tardes de domingo. Eu não queria ficar sozinha com meus pensamentos, então perguntei se podia ir com ela. Àquela altura, eu havia passado muitos anos afastada da religião, sem levar nada a sério, por isso sabia que uma missa não me faria mudar de ideia. Eu só não queria ficar sozinha. Poderia dizer que minha mãe ficou surpresa com a pergunta, mas ela simplesmente fez que sim. Deve ter pensado que, se eu estava disposta a ir à igreja, estava inclinada a ter o bebê – mas não, eu não estava.

Minutos depois chegamos à igreja que minha mãe começou a frequentar depois que se divorciou do meu pai, quando eu tinha 17 anos. Eu nunca tinha pisado lá antes. Era a igreja mais bonita que já tinha visto, toda de vidro, e, prestando bastante atenção, dava para ouvir as ondas do mar quebrando na praia. Encontramos um lugar para sentar lá atrás e acompanhamos os hinos. Eu estava distraída, entediada, me perguntando por que estava ali.

Finalmente, o padre Tom, um senhor com batina de seda, ergueu as mãos para o alto, segurando a Bíblia numa das mãos e um caderno na outra. Depois de alguns minutos, ele colocou os dois no púlpito à sua frente. Olhou em silêncio para a Bíblia e o caderno abertos, depois fechou o caderno e começou a falar.

– Eu tinha preparado meu sermão de hoje. Passei um dia inteiro escrevendo, mas Deus está me dizendo que tenho uma mensagem para uma pessoa que está aqui.

Revirei os olhos, julgando ser apenas uma estratégia para manter a atenção dos fiéis.

– O plano de Deus às vezes nos confunde – começou ele. – Tantas vezes nos perguntamos: *Por que eu, Senhor?* Ou: *Por que não me deste a vida daquela pessoa? Tudo parece ser tão mais fácil para ela.*

Bem, me identifico com isso, pensei, *mas aposto que metade das pessoas aqui se identifica também.*

– No caminho para cá, um casal com dois filhos me parou – continuou o padre. – Me pediram para tirar uma foto e conversaram um pouco comigo. Alguém que está aqui hoje gostaria de ter a vida desse casal. Quer se formar na faculdade, casar, ter dois filhos e viver feliz para sempre. Mas não é para isso que Deus precisa dessa pessoa.

Observei minha mãe de soslaio enquanto ele falava, mas ela não tirou os olhos do padre Tom. Comecei a cutucar meu esmalte lascado.

– Você vai ter que abrir mão dessa vida ideal para viver aquilo que Deus planejou para você. Vai ter que abrir mão da vida universitária e do caminho que segue atualmente.

Olhei descaradamente para minha mãe dessa vez e a encontrei de queixo caído, chocada. Também fiquei estarrecida, porque as palavras do padre pareciam dirigidas a mim. Mas, quando olhei ao redor, vi várias garotas da minha idade.

– Você precisa ter essa criança – continuou ele.

Mas o quê?! Era exatamente a situação em que eu me encontrava. Encarei minha mãe com um olhar acusatório, mas até hoje ela jura que nunca disse uma palavra a ninguém na igreja e não tinha a menor ideia de que eu a acompanharia naquele dia.

– A vida não vai ser fácil no começo, mas esta é a vida planejada para você e valerá a pena – concluiu o padre Tom.

Quando minha mãe e eu saímos da igreja, eu estava mais confusa ainda. Voltamos para casa em silêncio e não consegui dormir naquela noite, refletindo sobre minha escolha.

Na segunda de manhã, eu tinha o número da clínica de aborto bem ali, diante de mim, mas não consegui ligar. E se o padre Tom tivesse razão? E se aquele fosse o meu caminho? Eu sabia que a vida não seria fácil se eu levasse a gravidez adiante – e certamente não seria a vida que eu havia imaginado.

Os dias se transformaram em semanas e eu acabei não ligando para a clínica. Minha mãe e eu não mencionamos mais o assunto até o dia em que ela me disse que eu precisava marcar uma consulta médica. Minha barriga começava a aparecer e a janela de tempo que eu tinha para me decidir estava perto de se fechar.

Quando liguei para a obstetra para marcar uma consulta pré-natal, meu destino parecia traçado. Naquele momento, senti que tudo ficaria bem. De alguma forma, tinha encontrado conforto no lugar que eu menos esperava.

⚜

Com o passar do tempo, descobri que, no fim das contas, quase tudo acaba bem. Às vezes só precisamos seguir em frente e aceitar a incerteza. A situação parecia semelhante no caso de Sue. Depois de trabalhar com ela durante alguns meses, fiquei sabendo que, nos dias em que eu não estava disponível, simplesmente recusava atendimento – para ela, era eu ou ninguém e, se eu não pudesse ir à casa dela, Sue apenas aceitava a dor. Embora eu não quisesse de maneira alguma que ela sofresse, sua recusa em ser atendida por outra pessoa me motivou; afinal, eu havia conquistado a confiança daquela mulher tão cética em relação a mim e à área da saúde em geral. Percebi que ela se sentia vista e bem cuidada. Parecia uma validação de que eu estava no caminho certo e também reforçou o que o Dr. Kumar me dissera: que, às vezes, estar presente e oferecer conforto não é apenas suficiente – é tudo.

※

À medida que eu continuava a cuidar de Sue, ela foi se abrindo. Minhas histórias favoritas eram de suas viagens pelo mundo. Ela e a melhor amiga foram professoras durante muitos anos e, assim que economizaram o suficiente, largaram o emprego e passaram dois anos viajando. Quando perguntei como se sentia ao deixar os filhos para trás, ela respondeu:

– Eles receberam cartões-postais e eu tive a oportunidade de conhecer a Torre Eiffel.

Sue tinha um raciocínio rápido e uma língua afiada, especialmente para alguém de sua idade e em sua condição. Aprendi que aquilo que a princípio eu considerara frieza na verdade era um misto de senso de humor peculiar e mecanismo de defesa por se sentir descartada ou desprezada.

Sue me ajudou a entender que o envelhecimento pode isolar o indivíduo. Ela não tinha medo da morte, e a fé era um fator fundamental para isso; mas sua atitude também se baseava no fato de que, como ela mesmo dizia, todos os seus amigos já tinham morrido.

– Tem certeza? – perguntei a ela um dia.

Não, ela não tinha certeza. Descobri que Sue nunca havia usado a internet. Então, numa das minhas visitas, me sentei ao lado dela e, juntas, pesquisamos no Google o nome de todos os seus amigos para confirmar se realmente já tinham falecido. Quando não conseguíamos descobrir nada on-line, Sue me pedia para procurar os filhos deles e perguntar se os pais estavam mortos (sim, ela usou essas palavras, com toda a sua delicadeza peculiar).

Uma das amigas de Sue ainda estava viva – e não era uma amiga qualquer, mas a colega de magistério com quem viajara pelo mundo. Ambas começaram a trocar correspondência, e foi hilário. Pareciam duas adolescentes reclamando dos pais, só que, no caso, estavam reclamando dos filhos. Sue escreveu que fora obrigada a ir morar na Flórida, e a amiga reclamou de ter sido colocada numa casa de repouso.

Essas cartas e essa conexão significaram muito para Sue; foi lindo ver seus dias se iluminarem. Embora não se ensine isso na faculdade de enfermagem, sei que regar as plantas de Sue, preparar seus sanduíches, ajudá-la a usar a internet e colocar suas cartas no correio foi tão importante quanto qualquer outro trabalho que já fiz.

✳

Certa manhã, às oito em ponto, recebi um telefonema. Era a enfermeira do turno da noite, agitadíssima. Sue tivera muita falta de ar durante a noite. A enfermeira tinha ido até lá e tentara ajudá-la, mas, como era de esperar, Sue recusou ajuda e pediu que não chamasse a ambulância. Ela me disse que Sue estava perguntando por mim e queria saber se eu poderia ir até lá o quanto antes.

Fui voando e tive sorte de não levar uma multa por excesso de velocidade. Encontrei Sue deitada na cama de pijama, o que era alarmante, pois ela estava sempre arrumada, de batom e tudo, desde as seis da manhã. Estava no oxigênio, mas mesmo assim sentia muita falta de ar. Entrei em pânico. Àquela altura, já havíamos passado vários meses juntas. Eu não estava pronta para perdê-la e odiava vê-la sofrer. Depois de alguns segundos dominada pela emoção, meu treinamento assumiu o comando e engatei no modo enfermeira. Administrei os medicamentos e aumentei um pouco o oxigênio até ela finalmente voltar a respirar com normalidade e podermos relaxar, sabendo que ainda não tinha chegado a hora dela.

Eu me sentei na cama a seu lado e soltei um suspiro de alívio.

– Senti muito medo – admitiu ela, olhando diretamente em meus olhos. – Nunca duvidei da minha fé, mas cheguei a questioná-la quando pensei que fosse morrer.

Assenti e coloquei a mão sobre a dela, repetindo as próprias palavras que ela me dissera meses antes:

– Acho que há mais pessoas por aí na mesma situação que você, embora não admitam.

O filho chegou logo depois e eu lhe mostrei como administrar o medicamento se a dor piorasse. Dirigi até a casa do meu próximo paciente, mas disse a Sue que estaria de plantão 24 horas por dia. Não suportava a ideia de que ela pudesse sofrer. Estava decidida a estar lá com ela no final, o que não conseguira com Carl, e pedi a todo mundo que ligasse para mim, não para a enfermeira do turno da noite, caso fosse necessário.

Em seguida, liguei para Steve. Ele tinha a idade dos meus avós e era capelão havia mais de quarenta anos. Era uma pessoa de confiança, nunca faltara a um dia de trabalho e gostava de pescar nos dias de folga. Embora não falasse muito de sua vida pessoal, de vez em quando víamos uma foto dele meio borrada, segurando um peixe, que ele havia tirado num telefone antigo. Nunca o reconhecia nas fotos; de óculos escuros, bermuda e chinelos, em nada lembrava a figura vestida com os ternos sob medida que usava no dia a dia. Eu havia trabalhado com ele tanto como enfermeira de cuidados paliativos quanto anteriormente, na casa de repouso. Steve se importava muito com todos que encontrava e, ao longo dos anos, Chris e eu viramos seus amigos. Embora fosse, é claro, religioso, Steve representava uma força positiva para todos os nossos pacientes, oferecendo a cada pessoa tudo de que ela precisasse no momento, fosse religiosa ou não. Steve tinha feito visitas semanais a Sue nos últimos meses. Ele me disse que, embora lessem as Escrituras e orassem juntos, ele nunca conseguiu ir mais a fundo e conhecê-la de verdade.

– Acho que ela fará a passagem em breve – informei.

– Vou providenciar a extrema-unção.

※

Na manhã seguinte, eu estava com Steve ao lado da cama de Sue. Ela ainda respirava com dificuldade, embora melhor que na noite anterior, graças ao aumento da dose de morfina.

– Ele deve chegar a qualquer instante – disse Steve.

Na mesma hora, um senhor de vestes compridas entrou no quarto. Eu o reconheci imediatamente, apesar de tê-lo visto apenas uma vez, naquele dia, anos antes, quando fui à igreja com minha mãe.

– Padre Tom, prazer em vê-lo, amigo. – Steve o cumprimentou. – Esta é uma de nossas enfermeiras, Hadley, e esta é Sue.

– Muito prazer, Sue – disse o padre, ajoelhando-se ao lado da cama dela.

Tremi só de observar aquela interação. O padre Tom não tinha ideia de quem eu era, e ainda assim tivera um impacto enorme na minha vida. Ele começou a rezar com a mesma voz que eu ouvira tantas vezes em minha cabeça ao longo dos anos.

Agora, minha situação era muito diferente de quando, aos 19 anos, grávida, ouvi a voz dele pela primeira vez. Havia tido meu filho, me formado em enfermagem, comprado uma casa e estava sustentando a nós dois trabalhando em tempo integral como enfermeira. Tinha um namorado com quem gostaria de me casar um dia. Eu queria contar minha história ao padre Tom e dizer que ele mudara minha vida, mas aquele não era o momento certo.

O momento era de Sue, e tentei ao máximo me concentrar nas palavras dele durante a oração.

Para encerrar a visita, o padre Tom pediu que déssemos as mãos e rezássemos o pai-nosso. Fui tomada pela emoção quando oramos todos em uníssono. Não foi um sentimento religioso que me comoveu; era apenas o amor sincero que eu tinha por aquelas três pessoas que estavam ali comigo.

※

Duas noites depois veio a ligação: Sue não estava conseguindo respirar. No caminho até a casa dela, me perguntei: como eu poderia ser uma boa enfermeira de cuidados paliativos se temia a morte dos meus pacientes? Mas o pensamento desapareceu assim que entrei na casa dela e fui dominada por uma sensação de tranquilidade que jamais havia sentido antes. Sue estava deitada na cama, com muita dificuldade para respirar, mas estava... sorrindo? *Deve ser a morfina*, pensei.

– Como está se sentindo? – perguntei a ela, ajustando o oxigênio.

– Animada. Mal posso esperar para encontrar meu marido. Ele está bem ao seu lado.

Eu sabia que não havia ninguém ao meu lado, mas àquela altura já estava familiarizada com aquela situação e não questionei. Mesmo assim, fiquei arrepiada. Não porque Sue estava vendo o marido, mas porque sua hora estava realmente chegando. Senti que ela partiria a qualquer momento, por isso tratei de perguntar:

– Está com medo?

– Não, ele veio me buscar. Finalmente vamos ficar juntos de novo – respondeu ela de olhos fechados, esboçando um sorriso.

Tentei sorrir também. Eu estava feliz por Sue, mas muito triste por saber que ela iria partir. Apesar de termos passado nove meses juntas – mais do que ela esperava viver –, eu ainda não estava pronta. Peguei a medicação, examinando a seringa para ver se a dosagem estava correta. Quando me ajoelhei para administrá-la, Sue abriu os olhos e olhou para mim.

– Ele está me dizendo que vamos hoje à noite – disse ela, a voz rouca.

Senti uma lágrima rolar pelo meu rosto.

– Ok – sussurrei. Sabia que não conseguiria conter os soluços se tentasse dizer mais alguma coisa.

Sue estava sorrindo. De olhos ainda fechados, acrescentou:

– Olha, eu sei que um dia haverá uma longa fila de pessoas esperando para receber você nos portões do Céu, mas é melhor elas saírem da frente porque serei a primeira a abraçá-la quando você chegar lá, combinado?

Depois de todos aqueles meses tentando oferecer a ela o melhor conforto possível, lá estava ela me confortando.

Não me segurei e comecei a soluçar. Tentei limpar as lágrimas que corriam pelo meu rosto, pois não queria que Sue visse minha tristeza. Depois de alguns instantes, me recompus. Antes de ir embora, verifiquei seus sinais vitais uma última vez e me certifiquei de que ela não estava sentindo dor. Ela estava dormindo como um anjo – completamente em paz.

※

Naquela noite, fui para a cama imaginando que a ligação viria a qualquer momento.

Fiquei surpresa quando acordei com o alarme às sete da manhã. Olhei o celular, com um medo absurdo de ter perdido alguma ligação, mas não havia nada. Fiz café e comecei a me preparar para o dia, olhando o telefone o tempo todo para ver se estava com o som ligado, se o volume estava alto o bastante. Às oito em ponto liguei para o filho dela.

– Fred, é a Hadley. Ela está bem?

Ele fez uma breve pausa e depois me disse, muito calmo:

– Ela faleceu por volta das três da manhã. Foi muito pacífico. Sua colega veio e cuidou de tudo.

– S-Sinto muito – gaguejei, chocada. – Avisei a todos que estaria de sobreaviso para qualquer coisa... Deve ter havido alguma falha de comunicação. Sinto muito mesmo.

– Mamãe disse para não ligar para você quando ela partisse. Falou que papai a aconselhou a não avisar, pois você não aguentaria.

As lágrimas corriam livremente enquanto eu processava aquelas palavras. Ele tinha razão.

Eu sempre soube que Sue não teria muito mais tempo – assim como todos os meus pacientes –, mas ela fazia parte da minha vida, da minha rotina. Era difícil imaginar passar as tardes de segunda, quarta e sexta de outra maneira que não ao lado dela, regando suas plantas, preparando seus sanduíches e fazendo qualquer outra coisa que pudesse ser útil enquanto ela me contava suas histórias.

Alguns dias depois, no trabalho, Steve entrou na minha sala com um papel na mão.

– Acho que você vai querer ver isso.

Era o obituário de Sue. Para minha surpresa, lá estava meu nome, junto com um agradecimento por cuidar dela. Chorei, incrédula, ao ler aquelas palavras. Ao longo de seis anos trabalhando com pacientes terminais, só fui mencionada em três obituários – o de Sue foi o primeiro. Foi muito especial ser incluída naquele resumo de sua longa vida e fazer parte de como ela seria lembrada para sempre.

E é para sempre que vou me lembrar dela.

CAPÍTULO QUATRO

Sandra

❧

Eu tinha acabado de sair da casa do meu segundo paciente do dia quando Travis me ligou.

– Oi, Hadley! Como está seu dia hoje?

– Cheio – respondi.

Eu já estava atrasada e sabia que não daria tempo nem de almoçar.

– Bem, preciso que você admita um paciente no programa aí pertinho de onde está agora.

– Tenho mais quatro pacientes para atender hoje. Será que outra enfermeira não poderia fazer a admissão? – protestei, a voz subindo uma oitava.

– Não – respondeu ele, ríspido, e desligou.

Senti o estresse me dominando enquanto eu procurava o número de telefone dos quatro pacientes restantes na minha agenda. Eu me orgulhava de sempre cumprir meus compromissos, outro motivo para detestar mudanças repentinas nos meus horários. Liguei para o filho do primeiro paciente e informei que teria que adiar minha visita para o fim da semana.

– Hadley, você pode remanejar nosso horário sempre que quiser, desde que possamos ver esse seu sorriso – respondeu ele com um sotaque sulista bem forte.

Relaxei na mesma hora. Parei um pouco para respirar, abri o tablet e comecei a ler sobre Sandra, minha nova paciente. Era uma mulher de 50 anos com câncer de mama que precisava de cuidados paliativos imediatamente. Me senti culpada: como ousei me irritar com um pequeno inconveniente quando a esposa, mãe e melhor amiga de alguém estava morrendo? Dei uma olhada no prontuário dela. Sandra tinha sido diagnosticada havia três meses e tentado quimioterapia e radioterapia, mas o câncer já tinha se espalhado para os ossos, pulmões e fígado, o que levou o oncologista a recomendar cuidados paliativos. As anotações "extraoficiais" diziam que Sandra estava com muita dor e provavelmente não teria mais que uma semana de vida. Coloquei o endereço no GPS e me dirigi à casa dela.

Poucos minutos depois, parei o carro numa entrada de garagem bem próxima à praia. Havia uma fonte borbulhante no quintal da frente e um Tesla na calçada. (Fiquei imaginando o que estaria *dentro* da garagem se estacionavam um Tesla do lado de fora.) A casa era enorme, magnífica e perfeita.

Fiquei um pouco intimidada. Geralmente, pessoas que moravam em casas como aquela não gostavam muito de ouvir conselhos de uma enfermeira de 20 e poucos anos. Eu já estava acostumada a respostas como "Bem, vou conversar com meu amigo médico antes de tomarmos uma decisão". Achei que passaria por isso mais uma vez, prestes a lidar com um casal tão rico.

Ostentando meu melhor sorriso, respirei fundo e bati à porta da frente, onde fui recebida pelo marido de Sandra, George, um homem de 50 e poucos anos, com aspecto cansado. Sem dizer uma palavra, ele me convidou para entrar. Hesitante, eu o segui até o enorme saguão. Distraída por um lustre do tamanho do Tesla lá fora, demorei um pouco até perceber que George estava falando comigo, pedindo desculpas por estar tão atordoado.

– Sem problema – eu o tranquilizei.

Olhei em volta em busca de outros membros da família ou empregados da casa, esperando ver alguém limpando os balcões da cozinha ou esfregando o chão, mas não havia mais ninguém.

As janelas de vidro do chão ao teto da sala de estar revelavam uma vista tão espetacular da praia que parecia ao alcance das mãos. Sandra estava sentada no sofá, olhando pela janela. Parecia muito fraca, mas composta. Eu me apresentei, tímida, explicando que era do programa de cuidados paliativos. Quando ela se virou para mim, seus olhos se encheram de lágrimas.

– Que bom que você veio. Estou com tanta dor...

Comecei a me preocupar. Administrar medicamentos em casa não é tão simples quanto no hospital, onde eles estão disponíveis o tempo todo. Por outro lado, eu não queria que Sandra sofresse desnecessariamente.

Perguntei quais analgésicos ela estava tomando e ela me disse que o marido tinha acabado de lhe dar uma combinação de paracetamol e hidrocodona (um opioide). Embora seja um medicamento eficaz, não costuma ser forte o bastante para a dor do câncer, especialmente quando a metástase já atingiu os ossos. Arregalei os olhos quando ela me disse que estava tomando a dose mais baixa e apenas a cada seis horas, conforme prescrito.

Alarmada, perguntei se poderia ligar para nosso médico. Ela fez que sim com a cabeça.

Peguei o telefone e expliquei a situação ao Dr. Kumar.

– Deus do céu! – exclamou ele. – Vou mandar uma receita de morfina por fax para a farmácia agora mesmo.

Agradeci, aliviada. Em seguida, perguntei a George se havia alguém além dele que pudesse ir à farmácia buscar a medicação enquanto fazíamos o processo de admissão.

– Não, só eu mesmo. Não acho que outra pessoa deva cuidar da minha esposa. É meu dever.

Foi a primeira vez que ouvi aquilo. Em geral, os ricos dispõem de um exército de empregados à sua disposição.

Liguei para a farmácia mais próxima e a gravação robótica me informou o horário de funcionamento e o endereço, e depois começou a anunciar promoções de vacinas contra a gripe. Tentei em vão pressionar zero para falar com um atendente. A gravação de um minuto pareceu levar uma hora enquanto eu observava as lágrimas rolando pelo rosto de Sandra.

Finalmente, um técnico atendeu.

– Preciso de um farmacêutico, por favor – falei com urgência.

– Meu médico está enviando uma receita por fax e preciso que o medicamento seja separado o mais rápido possível para uma paciente terminal.

Ouvi um clique. Fiquei de queixo caído, achando que o técnico tinha desligado na minha cara. Felizmente, logo ouvi outra voz – a do farmacêutico. Graças a Deus. Expliquei a situação e ele me disse que poderíamos buscar o remédio em quinze minutos. Agradeci e desliguei, grata pela boa vontade.

Assim que George saiu para a farmácia, liguei para o Dr. Kumar e perguntei o que poderíamos fazer para aliviar a dor de Sandra enquanto esperávamos o retorno do marido. Ele me instruiu a administrar mais uma dose da medicação que ela já vinha tomando. Enquanto esperávamos fazer efeito, acariciei as costas de Sandra e me dirigi a ela com uma voz bem calma, mas ela continuava gemendo de dor. Peguei o controle remoto na mesa de centro e apertei o play. A voz suave de Norah Jones logo preencheu a sala. Continuei acariciando suas costas enquanto observávamos em silêncio as ondas quebrando na praia. Pareceu ajudar um pouco, mas não muito. Quando o marido chegou com a sacola da farmácia, perguntei a Sandra se ela ainda estava sentindo dor. Ela assentiu em meio às lágrimas, e lhe dei a menor dose de morfina para verificar se ela reagiria bem ao medicamento, sem reações adversas.

Uma hora depois de eu ter chegado, Sandra finalmente estava relaxada, sem dor e dormindo profundamente. Parecia que o marido tinha tirado um peso dos ombros.

– Obrigado – disse ele baixinho. – Há meses não a via tranquila assim. Isso estava me matando.

Ele virou o rosto rapidamente, mas vi a careta que fez diante da escolha inadequada de palavras. Acenei com a cabeça em sinal de compreensão.

– A próxima dose pode ser administrada daqui a uma hora e meia. Vamos escrever os horários direitinho, junto com algumas outras coisas, para que você não precise decorar tudo.

– Obrigado. Que bom. Estou totalmente perdido e exausto.

Fui até minha bolsa de enfermagem e peguei papel e caneta.

– Ela tomou morfina há trinta minutos. São duas da tarde agora, e o médico disse que ela pode tomar uma dose a cada duas horas, se necessário.

George assentiu.

– Agora posso explicar como identificar a dor, caso ela não consiga falar? – perguntei.

– Por que ela não conseguiria falar?

Fiz uma pausa. Ele já tinha passado por muita coisa. Talvez fosse melhor não sobrecarregá-lo ainda mais. Foi quando me lembrei da anotação do oncologista: *não sobreviverá por mais uma semana.*

– Às vezes, no fim da vida, as pessoas perdem a capacidade de se comunicar – expliquei, da forma mais delicada possível. – Muitas vezes, parecem estar dormindo o tempo todo.

George arregalou os olhos ao se voltar para a esposa adormecida.

– Não é isso que está acontecendo agora – tratei de garantir.

George relaxou um pouco, mas percebi que ainda estava tenso.

– Hoje foi um dia muito difícil. Que tal eu passar aqui amanhã? – sugeri.

– Seria maravilhoso. Obrigado, Hadley.

Fui até o carro e olhei o celular. Chris tinha mandado mensagem pedindo que eu ligasse para ele. Meu coração deu um salto. Ele nunca mandava mensagens assim quando eu estava trabalhando.

O telefone tocou duas vezes até ele atender.

– Oi. Estou na emergência com minha mãe.

Uma sensação de pavor tomou conta de mim. Antes de Chris e eu nos conhecermos, a mãe dele, Babette, tinha recebido o diagnóstico de glioblastoma, um tipo bastante agressivo de tumor cerebral. Na época, ela tinha 53 anos e lhe deram apenas mais alguns meses de vida. No entanto, ali estava ela, quase dois anos depois. Sabíamos que lhe restava pouco tempo, e os dias em que ela fazia exames eram sempre motivo de comemoração ou tristeza, mas nos últimos tempos ela parecia estável. A última ressonância magnética constatara que os tumores não haviam crescido.

Às vezes eu até esquecia que Babette estava doente. Ex-enfermeira, ela era uma mulher de garra e nunca parecia abatida. Na verdade, eu sempre me surpreendia com a aparência saudável dela, em comparação com meus pacientes terminais que também tinham câncer de cérebro. Apesar das aparências, a morte iminente de Babette pairava sobre nós como uma nuvem carregada: não sabíamos ao certo quando começaria a chover, mas sabíamos que, se não encontrássemos abrigo, logo ficaríamos encharcados. Acontece que não havia abrigo algum para onde fugir. Então simplesmente ficamos ali parados esperando a chuva – e telefonemas como aquele.

Quando conheci os pais de Chris, após algumas semanas de namoro, me senti intimidada. Tínhamos feito amizade com outro casal durante um jogo de vôlei de praia, e eles nos convidaram para passar um fim de semana em Nova Orleans. Ainda estávamos nos conhecendo melhor, mas achamos que o passeio seria divertido e minha mãe se dispôs a cuidar de Brody. Quando Chris comentou com os pais que viajaríamos juntos, eles insistiram em me conhecer primeiro.

Além do nervosismo normal de conhecer a família do novo namorado, eu temia que os pais dele não gostassem do fato de eu ser mãe solo. Imaginei que eu não era exatamente o que uma mãe sonhava para o filho solteiro e bem-sucedido. O fato de Babette ter sido enfermeira me deixou ainda mais nervosa. Ela tinha começado a carreira numa escola e acabou se tornando presidente da Associação de Enfermeiras Escolares da Geórgia, cargo que precisou abandonar logo após o diagnóstico, o que a deixara arrasada.

Na noite em que saímos para jantar com os pais dele, ajeitei nervosamente a saia do meu vestido enquanto Chris parava o carro no estacionamento do restaurante à beira-mar.

– Eles vão adorar você – disse Chris, percebendo minha tensão.

Sorri concordando, sem muita certeza, antes de sair do carro e entrar no restaurante de braços dados com ele.

Quando nos aproximamos da mesa, vi um homem com uma bela camisa social, cabelos grisalhos penteados para trás, e uma mulher loira e franzina sentada ao lado dele. Diante deles, dois lugares vagos. Tom nos viu primeiro e avisou Babette que havíamos chegado. Chris me apresentou aos dois, que se levantaram para nos cumprimentar.

– Olá. – Sorri, esperando que não percebessem meu nervosismo.

Se perceberam, não demonstraram. Ambos nos abraçaram e na mesma hora me senti mais à vontade.

Depois que nos sentamos, Babette se virou para mim e comentou:

– Então você é enfermeira.

– Sou, sim – respondi, bebendo um gole da minha água e balançando a cabeça em concordância.

– Conte um pouco sobre sua formação.

Olhei para Chris, meio chocada com a rapidez com que Babette entrava no assunto, mas ele estava entretido numa conversa com o pai.

– Bem, me formei há mais ou menos um ano – comecei.

– Você pretende continuar na profissão? Ouvi dizer que tem um bebê.

– Pretendo, sim.

– Quando meus filhos eram pequenos eu não trabalhava – comentou Babette. – É importante estar presente. A carreira pode esperar.

Isso deve ter chamado a atenção de Chris, porque ele rapidamente interrompeu a conversa que estava tendo com o pai sobre Nova Orleans e nos convidou a participar.

Quando saímos do restaurante naquela noite, Babette fez questão de dizer a Chris quanto o amava e quanto se orgulhava dele. Fui embora com a sensação de que meu namorado tinha pais incríveis, mas achei que, como eu imaginara, Babette talvez não tivesse gostado do fato de eu já ter um filho. Além disso, eles eram uma família tão nitidamente unida que eu não imaginava um espaço para mim e Brody. Eu sabia que Chris diria que era coisa da minha cabeça, mas ter sido mãe solo tão jovem me deixou muito atenta ao julgamento alheio – e minhas preocupações muitas vezes se mostravam justificáveis.

Embora estivéssemos juntos havia pouco tempo, Chris era... diferente, e eu já sabia que queria me casar com ele. Mas, em momentos como aquele, eu me perguntava se a vida que eu sonhava para mim e Brody estava longe do nosso alcance.

No ano seguinte àquele primeiro encontro, à medida que Chris entrava em nossa vida, Brody e eu também nos aproximamos de Babette e Tom. A caminho do hospital, percebi que não estava pronta para perdê-la.

As luzes brilhantes do teto me cegaram por um instante quando entrei no saguão da sala de emergência. Eu tinha feito meu treinamento naquele mesmo hospital e passara mais um ano como estagiária naquela mesma ala. Caminhando pelos corredores à procura de Chris e sua família, vi um grupo de enfermeiras conversando. Eu conhecia quase todas.

Não pude deixar de ouvir quando uma delas, de costas para mim, falou:

– O que eles esperam que a gente faça? É câncer. Não podemos curá-la. Que perda de tempo...

Quando me aproximei, ela se virou. Parei no meio do caminho: era Theresa, a enfermeira que havia me treinado – uma pessoa que eu admirava, idolatrava e queria imitar. Não havia dúvida de que era de Babette que ela estava falando.

Theresa e eu nos olhamos, mas não dissemos uma palavra. Eu não podia fingir que não a conhecia. Eu a tinha visto interagir com os pacientes muitas vezes antes. Mas, de uma hora para a outra, entendi, com toda a clareza, meu equívoco. Cada um daqueles pacientes era a Babette de outra pessoa, o ente querido de alguém. Fiquei indignada. E, quando olhei para as enfermeiras que ouviam Theresa sem contestá-la, percebi que eu já tinha me comportado da mesma maneira, obediente, em silêncio, mesmo quando desaprovava o tratamento que ela dispensava a um paciente ou ente querido.

Virei as costas quando Chris me chamou na porta do quarto 4, não sem antes fazer contato visual com Theresa mais uma vez. Durante todo aquele tempo, não trocamos uma única palavra.

Dentro do quarto, Babette sorriu para mim, mas percebi sua

fraqueza. Tom estava sentado numa cadeira ao lado da cama, uma força discreta mas poderosa. Ele segurou a mão de Babette e ficou de olho no monitor do hospital, que começou a medir outra vez a pressão arterial da esposa.

– O que houve? – perguntei a Babette.

– Acho que é gripe ou algum tipo de infecção – respondeu ela. – Tentei ir ao meu médico, mas ele me orientou a vir direto para cá. Não quero ficar no pronto-socorro, mas ele disse que preciso de tratamento antes de continuar a quimioterapia.

Assenti e saí do caminho enquanto Theresa entrava e começava a apertar os botões do monitor para checar os sinais vitais de Babette.

– Está tudo bem – disse Theresa enquanto girava uma seringa com um líquido transparente no acesso intravenoso.

– Espera, que medicação é essa? – perguntou Babette, retraindo um pouco o braço.

– Se não quiser, não preciso aplicar nada – retrucou Theresa.

– Não estou recusando a medicação, só quero saber qual é.

– É a medicação que seu médico receitou. Quer conversar com ele antes?

Durante meu treinamento com Theresa, eu tinha admirado seu estilo "direto", como ela chamava. Agora percebia que era pura grosseria. Babette parecia prestes a perder a paciência, mas Tom, sempre pacificador, interveio.

– Se puder nos dizer o nome do medicamento, já ajuda muito. Obrigado.

※

Na manhã seguinte, liguei para a supervisão para saber se algum paciente meu havia telefonado na véspera.

– Betty caiu. Fui até lá e a examinei. Machucou o braço direito. Dê uma olhada nela hoje, por favor, e troque o curativo amanhã.

Robert ligou uma hora atrás e perguntou de você. Como ainda eram sete da manhã, disse que você ligaria de volta lá pelas nove. Foi só isso.

Fiquei surpresa por não ter recebido nenhuma ligação de Sandra. Assim que desliguei, liguei para o marido dela.

– Oi, Hadley! – atendeu George com uma voz bem diferente da véspera.

– Como foi a noite de vocês? – perguntei.

– Ótima! Conseguimos dormir. Acordei Sandra duas vezes para dar remédio, mas, fora isso, dormimos muito bem. Estamos tomando café da manhã na varanda agora. Ela está até bebendo café, coisa que não fazia há meses!

Ele estava exultante. Sorri para mim mesma ao me lembrar da importância de se controlar a dor.

– Posso passar aí daqui a pouco? – perguntei.

– Claro! Venha, será ótimo!

Uma hora depois, fui recebida na enorme porta da frente por um homem completamente distinto daquele que eu havia conhecido na véspera. George tinha a fisionomia bem mais descansada. Vestia um terno e segurava uma xícara de café.

Sandra estava sentada no sofá, sorrindo, e eu imediatamente sorri também. Segui minha rotina habitual de verificar os sinais vitais e examinar o corpo dela enquanto George concluía o que parecia ser um telefonema de negócios.

– Trabalhando hoje? – perguntei a ele.

– Sempre! – exclamou.

– E você? Trabalhava antes? – perguntei, me virando para Sandra.

– Ah, meu bem, fui dona de casa profissional. Tive o melhor dos dois mundos: amor *e* dinheiro.

Agora que não estava mais sentindo dor, Sandra esbanjava bom humor e simpatia. Nós duas rimos e eu terminei de fazer minhas anotações antes de sair, prometendo voltar dali a alguns dias.

As semanas se passaram sem incidentes e Sandra continuou a superar o prognóstico inicial de uma semana de vida que o médico havia feito. Pensei mais uma vez na importância de se controlar a dor. Sim, Sandra ainda tinha câncer e estava em estado terminal, mas agora ela estava *vivendo*. Estava feliz. Nossas visitas de rotina eram regadas a risos e, assim, fui conhecendo melhor minha paciente extraordinária. Acabei descobrindo que "dona de casa profissional" era um título para lá de modesto. Na verdade, Sandra havia dirigido várias ONGs locais que cuidavam de crianças adotivas.

Depois de alguns meses, Sandra começou a declinar lentamente, embora tenha conseguido manter a dor sob controle durante todo esse tempo. Acabou perdendo a capacidade de andar, mas George ficou ao seu lado o tempo todo, chegando a aprender, com minha orientação, a transferi-la com segurança para a cadeira de rodas. O sorriso nunca saiu do rosto de Sandra enquanto o marido cuidava dela com todo o carinho. E, fiel à sua palavra, ele nunca permitiu que outra pessoa a tocasse. Os familiares iam e vinham, sempre gentis, além de gratos porque os cuidados paliativos tinham devolvido a Sandra alguma qualidade de vida, ainda que temporária.

Mesmo com tanto poder e prestígio, Sandra e George confiaram em mim e me permitiram tomar decisões para ajudá-los. Durante o tempo que passei com eles, me senti à vontade para fazer sugestões e desenvolvi ainda mais minha autoconfiança como enfermeira. E eles também reforçaram a crença de que a morte faz parte da vida de todos nós, pobres e ricos – não existe muro alto o suficiente para impedir o curso natural das coisas. Quando chega a hora de partir, todos queremos o mesmo: cuidado, conforto e conexão.

Certo dia, cerca de três meses após o início dos cuidados paliativos, eu estava almoçando quando meu telefone tocou. Fiquei um pouco surpresa ao ver que era o número da casa de Sandra. Ela e George nunca ligavam, e eu já tinha estado com eles mais cedo naquela manhã.

– Hadley – disse George quando atendi o telefone –, tem alguma coisa estranha.

Senti um nó na garganta, deixei meu sanduíche de lado e peguei as chaves do carro. No caminho, repeti a mim mesma, como já havia feito antes, que não podia me apegar emocionalmente aos pacientes; é assim que as enfermeiras de cuidados paliativos chegam ao esgotamento e acabam desistindo da profissão. Pisei no freio quando um turista entrou na frente do meu carro, reclamando e gritando comigo. *Deve ser bom poder ir à praia agora*, pensei.

Estacionei na já conhecida entrada da garagem. Ao sair do carro, protegi meus olhos do sol forte, parando por um segundo para absorver o canto dos pássaros e a brisa leve e agradável. O fato de a vida continuar como sempre, apesar das tragédias ao nosso redor, sempre me impressiona.

Antes que eu batesse à porta, George a abriu e me conduziu para dentro. Sandra estava deitada na cama, de frente para as janelas que davam para o mar. Havia mesmo algo diferente – o silêncio na casa era palpável. Horas antes, Sandra estava fraca, mas conversara comigo. Agora já não falava mais. Peguei sua mão; estava gelada. Temi que estivesse morta, mas logo a ouvi respirar fundo. Foi então que me dei conta de que ela estava morrendo e informei George, da maneira mais delicada que pude. Administrei os medicamentos adequados para garantir o conforto dela e depois me sentei diante dele.

– Quanto tempo ela ainda tem? – perguntou.

– A esta altura, eu diria que no máximo 72 horas.

George suspirou profundamente, passou as mãos pelo rosto e disse:

– Tudo bem. Nossa única filha está vindo de Chicago. Deve chegar em uma hora.

– Vou ficar por aqui para monitorar Sandra, se você estiver de acordo.

– Sim, acho melhor. Alguma sugestão sobre o que fazer agora?

– Poderíamos colocar aquela música suave que ela gosta de ouvir – sugeri.

George assentiu e saiu do quarto. Voltou em seguida, com um rádio portátil e um difusor de óleo essencial na mão.

– Ela adora este troço.

– Perfeito – falei, com um sorriso encorajador.

Conectamos o difusor e colocamos Norah Jones para tocar ao fundo. Havia um cheiro que lembrava o mar quando George e eu nos sentamos de frente um para o outro e ele me contou histórias sobre Sandra. Falou que ela dedicara a vida à filha, que as duas eram "unha e carne", que se falavam todos os dias. Fiquei triste pela filha, que estava prestes a encarar um dos dias mais difíceis de sua vida. Quando ela ligou para avisar que já estava a caminho de casa, notei que George evitou mencionar a iminência da morte da esposa. Como se estivesse lendo minha mente, ele comentou comigo:

– Não quero contar por telefone e correr o risco de ela bater com o carro.

Dei razão a ele. George continuou me contando histórias, sem largar a mão de Sandra. Os olhos estavam marejados, mas ele também sorria ao relembrar os momentos felizes.

No meio de uma frase, o ar do quarto de repente ficou mais pesado. George parou de falar e nós dois nos viramos para olhar Sandra. Depois de um momento de silêncio, ele perguntou:

– O que eu faço?

Sem hesitar como normalmente fazia ao tomar decisões importantes, respondi com firmeza:
– Continue conversando e segurando a mão dela.
Segurei a outra mão de Sandra e rezei, em silêncio, para a filha chegar logo.
George estava dizendo à esposa quanto a amava quando ouvi a porta da frente se abrir. Fiquei aliviada.
– Mãe, pai! – soou uma voz no saguão. – Vou colocar a mala no quarto de hóspedes e já vou aí.
– Vem direto para cá! – gritei para a filha deles, ainda segurando a mão de Sandra e surpresa com minha assertividade.
Instantes depois, saí da cabeceira da cama para que a filha pudesse segurar sua mão. Chocada com a cena à sua frente, ela beijou a testa da mãe e começou a chorar, dizendo quanto a amava.
Naquele exato momento, Sandra, mãe e esposa amada, deu seu último suspiro.

❊

Até hoje, ainda penso no milagre que foi a filha de Sandra chegar antes da partida da mãe. Sandra foi mãe até o fim, aguentando o máximo que pôde para poder segurar a mão da filha uma última vez. Tenho certeza absoluta de que não foi coincidência.
Uma das coisas mais impressionantes e belas que testemunhei na minha profissão é a maneira como as pessoas escolhem a hora da morte. Muitos nem sequer podem escolher a hora de dormir; no entanto, parecemos ter algum controle sobre a hora de morrer. Já vi pacientes decididos a falecer sozinhos e conseguindo fazer isso em questão de segundos enquanto um ente querido ia ao banheiro; outros, como Sandra, aguentavam firme até a chegada de alguém especial.
Aconteceu tantas vezes que não deveria mais ficar surpresa, mas nunca deixo de achar fascinante que seja assim.

CAPÍTULO CINCO

Elizabeth

※

Naquele dia sombrio de inverno, fui dirigindo até a casa de Elizabeth enquanto o rádio tocava canções de Natal. Elizabeth morava numa rua sem saída muito calma, não longe da praia, num bairro de classe média que seria considerado nobre em qualquer outro lugar.

A irmã de Elizabeth, que se apresentou como Julia e aparentava ter uns 40 e poucos anos, abriu a porta e me convidou a entrar. A casa estava silenciosa, exceto pelo leve zumbido da lava-louça ao fundo.

– Você é a auxiliar de enfermagem? – perguntou assim que entrei na casa.

– Sou a enfermeira – respondi, esforçando-me ao máximo para manter meu tom calmo e confiante.

Embora eu tivesse 25 anos e fosse enfermeira havia um ano e meio, muitos pacientes me diziam que eu parecia uma adolescente. E eu ficava ainda mais constrangida com minha pouca idade porque era muito diferente de todas as outras enfermeiras com quem eu trabalhava. A maioria tinha optado pelos cuidados paliativos como segunda carreira.

Julia deu um sorriso irônico.

– Olha, queria dizer que estou feliz em te ver, mas você é uma espécie de anjo da morte.

Fiz um gesto de compreensão.

– Você mora aqui com ela? – perguntei.

– Não. Tenho dois filhos e um marido para cuidar, mas moro na mesma rua e venho aqui com frequência. Não trabalho fora. Elizabeth não fala com mais ninguém da família. – Julia fez uma pausa antes de continuar: – Mas ninguém esperava por isso. A gente achava que papai seria o próximo a morrer, por ter problemas de coração e tudo mais. Não sei como isso foi acontecer...

Ela parou, olhando o chão.

– Prometo que vou cuidar bem dela – assegurei.

– É a vida, sei lá. – Julia deu um suspiro pesaroso, limpou o nariz e apontou para o corredor à nossa esquerda. – Ela está lá dentro. Pode ir na frente.

Segui na direção indicada por Julia. Tudo que eu sabia sobre Elizabeth era o que havia lido em seu prontuário: *Quarenta anos. Câncer de pulmão. Cirurgia e quimioterapia sem efeito. Não fumante. Sem histórico de câncer de pulmão na família. Causa desconhecida.* Eu não conseguia nem imaginar como seria receber um diagnóstico tão devastador sem nenhuma explicação. Já estava pronta para encontrar uma paciente irritada. Eu havia aprendido desde cedo que muitos pacientes com câncer descarregam a raiva nos profissionais responsáveis pelos cuidados paliativos. Quando isso acontecia, eu tentava não levar para o lado pessoal, mas havia dias em que era muito difícil.

Quando entrei no quarto, a primeira coisa que notei foi uma vela acesa na mesa de cabeceira e o cheiro de limão misturado com linho que remetia a um misto de limpeza e esperança. Em seguida, notei um rosto sorridente.

– Mas que coisa mais fofa você é! – ouvi Elizabeth dizer.

Um sorriso genuíno surgiu em meu rosto e logo me senti aliviada.

Elizabeth era uma bela mulher que aparentava ter muito menos de 40 anos. Parecia uma boneca de porcelana com seus cabelos loiros e olhos azuis. Vestia uma regata roxa e era magra, com os braços torneados.

– Preciso checar seus sinais vitais, tudo bem? – falei, um pouco intimidada pela beleza dela.

– Claro, querida! – respondeu Elizabeth com doçura.

Ficou claro que ela tinha percebido meu nervosismo e estava tentando me deixar à vontade.

Enquanto eu ajeitava o aparelho para aferir a pressão arterial, perguntei se ela gostava de se exercitar. Ela suspirou e sorriu.

– Bem, fui professora de yoga, mas já não dou mais aulas.

Fiquei constrangida. Não deveria ter perguntado: é claro que ela não podia mais praticar exercícios.

– Sua pressão está 125/70 – informei, enquanto inseria os números no tablet.

– Você também deve praticar exercícios – comentou Elizabeth.

– Sim, pratico.

Enquanto eu terminava minha avaliação, Elizabeth perguntou quando voltaria a me ver.

– Pode ligar para este número a qualquer momento. Tem uma enfermeira sempre disponível em caso de necessidade. Pretendo voltar no fim da semana, pode ser?

– Ótimo, Hadley.

※

Julia me acompanhou até a porta e ficou me observando da entrada da garagem, como se estivesse me vigiando para eu não bater na caixa de correio ao sair com o carro. Apesar de ter sido simpática comigo, ela não emanava o mesmo calor humano da irmã. Parecia estar me observando, me julgando e se perguntando se eu estaria à altura do trabalho.

No caminho para a casa do próximo paciente, recordei minha

visita a Elizabeth. O constrangimento por ter feito a pergunta sobre atividade física tomou conta de mim. Naquela manhã, eu tinha saído da cama e me olhado no espelho do banheiro, analisando mentalmente minha aparência. Subi na balança e aguardei, apreensiva, o número que surgiu no visor: 52 quilos. Suspirei e me repreendi por ter dividido uma fatia de torta com Chris na noite anterior. Enquanto calçava os tênis pretos e prendia o cabelo num coque bagunçado, pensei na possibilidade de ele me deixar se eu ganhasse muito peso e ficasse muito diferente do que era quando nos conhecemos. O ideal era não passar dos 50 quilos, lembrei a mim mesma.

※

Meus primeiros sintomas de transtorno alimentar surgiram quando eu tinha 14 anos. Eu havia chegado da escola e estava na bancada da cozinha fazendo o dever de casa. O cheiro de alho pairava no ar e um programa de perguntas e respostas passava na TV atrás de mim, na sala.

– Ah, essa eu sei! É a China! – exclamou minha mãe, agitando a colher de pau no ar.

Satisfeita, mexeu o líquido borbulhante no fogão. Rimos quando o apresentador declarou:

– A resposta correta é Japão.

– Com certeza essa você sabia, mãe – brinquei com ela.

Peguei outra batata chips na embalagem ao meu lado e dei uma mordida, cheia de vontade. Minha mãe tomou outro gole do vinho tinto e começou a recitar suas dicas de culinária, mais uma vez sonhando com o dia em que eu prepararia as refeições da minha família. Ela gesticulava exageradamente e seus olhos se iluminavam sempre que falava sobre cozinhar.

Ouvimos a porta da frente se abrir e ambas olhamos em direção à sala. Peguei outra batata enquanto meu pai passava rapidamente por mim e entrava na cozinha sem me cumprimentar.

Suspirei aliviada. Meu pai era um homem muito rígido e imprevisível, o que significava que eu estava sempre alerta. Nos dias bons, ele tocava violão na varanda e preparava uma refeição deliciosa para a família, dizendo que eu e meus irmãos éramos os melhores filhos do mundo. Nos dias ruins, bastava um travesseiro fora do lugar na minha cama para que ele me dissesse que eu nunca encontraria um marido, pois ninguém seria capaz de namorar ou se casar com uma garota bagunceira como eu.

– O que houve? – perguntou minha mãe, com doçura. Ela tinha curvado os ombros, como se quisesse ficar menor.

– Estive pensando – disse ele, andando de um lado a outro na cozinha e passando as mãos pelos cabelos.

Eu sabia que vinha coisa ruim pela frente. Fiquei imóvel, torcendo para que não tivesse nada a ver comigo.

– Nunca pensei que me casaria com uma pessoa gorda – completou ele, cuspindo as palavras para minha mãe.

Arregalei os olhos ao vê-la mexendo a panela no fogão. Embora estivesse de costas para mim, percebi que ela estava fazendo o possível para ocultar as lágrimas.

Meu pai deu um suspiro profundo ao perceber que ela não responderia nada e foi embora.

Em muitos aspectos, aquele foi um dia bastante típico da minha infância – na época parecia normal para mim, mas hoje sei que o comportamento dele definitivamente não era normal. Perdi a fome de uma hora para a outra. Não quis saber de batata frita nem de jantar. Olhei para as costas e a cintura da minha mãe e as comparei mentalmente com as minhas. Ela era igualzinha a mim, então cheguei à conclusão de que meu pai também devia me achar gorda.

Até então, eu não tinha consciência do meu corpo. Hoje sei que eu era muito magra, mas não me sentia assim na época. Comecei a notar quando meu pai perguntava se eu precisava *mesmo* repetir o prato do jantar. Passei a prestar uma atenção indevida no meu corpo e fazia questão de não engordar de jeito algum, não importava o que acontecesse. Eu sabia que meu pai estava de olho no meu peso, porque ele me levava para comprar roupas quando eu tirava nota alta na escola e, nessas horas, dizia que adorava o fato de eu ser magrinha.

Embora essas lembranças tenham lugar de destaque na minha mente, seria errado culpar uma única pessoa pelos meus problemas de autoimagem. A sociedade e suas revistas adolescentes anunciando "Cinco maneiras de perder dois quilos até o Natal", extremamente comuns na época, exacerbaram meu transtorno alimentar. Eu internalizava as conversas dos adultos que falavam sobre o próprio peso e sobre a última dieta da moda.

Durante o ensino médio, eu via o número na balança como via minhas notas: um reflexo direto do meu valor. Notas altas e peso baixo eram motivo de comemoração; notas baixas e peso alto significavam que eu teria que me esforçar muito para ser amada e aceita pelos outros.

※

Minha obsessão com o peso continuou durante toda a faculdade, a especialização em enfermagem e o início da minha carreira. Minha tática preferida era uma combinação de compulsão alimentar, vômito e jejum. Quando estava grávida de Brody, vomitei todos os dias devido à hiperêmese gravídica. Achei que estava pagando meu carma por todos os meus vômitos forçados, embora minha mãe tenha me garantido que não era o caso (e hoje entendo que não era mesmo).

Durante a faculdade de enfermagem, eu estava presa num ciclo constante de preocupação com as contas, os cuidados com o bebê e o esforço de manter minhas notas altas para não perder a bolsa de estudos. A única coisa sobre a qual sentia ter algum controle era meu peso.

Mas eu não tinha controle de nada – só era boa em esconder o que estava fazendo. A única pessoa que parecia notar era a professora Lopez, provavelmente porque era enfermeira psiquiátrica.

– Você já comeu hoje? – ela às vezes me perguntava nas aulas práticas, dias em que passávamos doze horas no hospital.

– Estou muito atarefada – eu respondia, dando de ombros.

– Vou dar um pulo na cantina. Quer alguma coisa? É por minha conta – respondia ela com um sorriso caloroso. – Saco vazio não para em pé.

⚜

Certo dia, a Sra. Lopez fez sinal para que eu me aproximasse da mesa dela. A turma estava fazendo uma atividade no computador e o único som na sala era o zumbido do ar-condicionado.

– Acha que está preparada para a prova de segunda? – perguntou ela quando me aproximei.

– Sim, vou me sair bem – respondi.

– Suas notas nas aulas práticas dizem o contrário. Você sabe que precisa tirar pelo menos 74 nessa prova para continuar no programa. O que está acontecendo?

Hesitei. Com exceção da minha amiga Summer, eu era a mais jovem da turma e a única mãe solo. A maioria dos meus colegas de turma tinha a idade dos meus pais.

– Meu filho não tem dormido direito – confessei. – Os dentinhos estão nascendo e ele quer colo o tempo todo. Não se distrai mais com brinquedos nem quando leio para ele em voz alta. Não estou conseguindo estudar.

A professora Lopez balançou a cabeça e esfregou o queixo, refletindo.

– Me encontre na minha sala no sábado de manhã bem cedo. Traga seu filho e seus livros de enfermagem.

Assenti, sem saber qual seria o plano.

❦

No sábado, quando cheguei segurando Brody numa das mãos e uma bolsa de livros na outra, a professora Lopez me cumprimentou com um largo sorriso e pegou meu filho no colo.

– Alguém não quer deixar a mamãe estudar, é? – disse ela com uma voz suave. – A mamãe vai ficar bem aqui, e você e eu vamos brincar sem fazer barulho. Se a mamãe não entender alguma coisa, eu vou ajudá-la, combinado?

Uma onda de alívio tomou conta de mim. Num piscar de olhos, tirei meus livros da bolsa para aproveitar ao máximo aquela oportunidade.

A professora Lopez passou o sábado inteiro comigo e com Brody. Saí da sala dela me sentindo muito mais preparada para a prova de segunda-feira. Tive até mais algumas horas para estudar quando cheguei em casa, pois Brody havia adormecido na cadeirinha do carro. Ela o deixara exausto.

Na segunda de manhã, deixei Brody na creche e entrei com confiança no laboratório de informática para fazer a prova. Normalmente tínhamos que esperar algumas horas para que nossas notas fossem atualizadas no sistema, mas, quando saí do laboratório e passei pela sala da professora Lopez, ela logo veio em minha direção.

– Você conseguiu, mamãe! – exclamou ela, me abraçando. – Tirou 86. Estou muito orgulhosa de você.

Eu retribuí o abraço, com lágrimas de alívio e gratidão.

A professora Lopez está entre as pessoas que realmente me enxergaram, acreditaram no meu valor e fizeram a diferença. É incrível como até mesmo pessoas recém-chegadas à nossa vida podem causar um impacto duradouro.

❦

Poucos dias após nossa primeira visita, eu estava novamente ao lado do leito de Elizabeth. Era véspera de Natal e eu tentava atender todos os meus pacientes para poder me encontrar com Brody na casa dos pais de Chris. Mais cedo tínhamos feito um almoço de aniversário com balões, bolo e presentes, e eu estava indo visitar todos que precisavam de mim antes das comemorações natalinas. Uma das regras hierárquicas no mundo da enfermagem é que as novatas sempre trabalham nos feriados. No meu primeiro ano de enfermagem, ingênua, pedi folga na véspera de Natal para comemorar o aniversário de Brody, mas me disseram que, se quisesse ter folga nos feriados, deveria ter me formado professora. Sempre que ficava ressentida por trabalhar na véspera de Natal, eu pensava nas enfermeiras que haviam se afastado da família para cuidar de mim e do meu filho na noite em que dei à luz. A lembrança tornou esses feriados um pouco mais suportáveis.

Dessa vez, havia um cachorrinho branco dormindo alegremente ao lado de Elizabeth enquanto eu concluía sua avaliação. Fiquei feliz porque, pelo menos, ela não estava totalmente sozinha no Natal.

– Sente alguma dor? – perguntei.

– Nenhuma – disse ela. – Tenho sorte nesse sentido.

– E quanto a náuseas ou vômitos?

Pensei momentaneamente nos meus vômitos naquela manhã, embora fossem por um motivo bem diferente.

– Não, nada. Só muita fraqueza – respondeu ela.

Preenchi o formulário e continuei minha avaliação. Elizabeth respondeu educadamente a todas as minhas perguntas.

Enquanto eu fazia uma pausa e pensava no que escreveria em seguida, Elizabeth falou:

– Olha, será que você pode me ajudar?

Na mesma hora guardei o tablet na bolsa aos meus pés para dar a ela toda a minha atenção.

– Sim, é claro.
– Tenho tido muito tempo para ficar aqui, pensando. Não me resta muito mais o que fazer.

Assenti e me inclinei para a frente, encorajando-a a continuar.

– Acho que desperdicei grande parte da minha vida na esteira.

Não era esse o rumo que eu tinha imaginado para a conversa, mas fiquei intrigada.

– Fico pensando em todas as vezes em que fui convidada para ir à praia com meus amigos e não fui por causa da minha barriga. Em todos os jantares de aniversário que evitei para manter a dieta e continuar contando obsessivamente as calorias. Até deixei de fazer festa no meu aniversário para não comer bolo.

Percebi que eu havia prendido a respiração.

– Parece até alguém que eu conheço – comentei, olhando para o chão, com vergonha de ter sido óbvia demais.

Elizabeth me olhou nos olhos e disse:

– Senti que precisava dizer isso porque me vejo em você. Nunca pensei em morrer com 40 anos. Sempre achei que viveria mais que isso. Queria ter passado mais tempo com as pessoas que amo. E queria ter comido a porcaria do bolo.

– Bom conselho – respondi baixinho. – Coma o bolo.

– Coma o bolo – repetiu ela, se recostando na cama.

Concluí o formulário em silêncio e me despedi de Elizabeth, prometendo vê-la de novo na segunda-feira.

※

Refleti sobre as palavras dela no caminho até a casa dos pais de Chris. As pessoas só comentavam sobre meu peso para dizer que eu estava muito bonita. Em geral, isso acontecia depois que eu perdia alguns quilos, como quando "me recuperei" rapidamente após o nascimento de Brody – eu tinha ficado muito enjoada durante toda a gravidez e, depois que ele chegou, não parei um só segundo, arregaçando as mangas para prover um pouco de estabilidade para nós dois. Essa validação sempre foi ótima. Ninguém nunca perguntava por que eu não jantava com os amigos nem comia doce, mas, assim como a professora Lopez sabia que havia algo errado, Elizabeth também parecia saber. Era como se ela enxergasse meu mundo interior.

Parei no estacionamento do condomínio de Babette e Tom, retoquei o batom no espelho retrovisor e tentei me animar. Apesar da doença, Babette conseguia estar sempre de bom humor, mesmo quando seus exames não eram muito promissores – o que foi o caso naquela semana. Embora eu estivesse muito cansada, tanto mental quanto fisicamente, achei que precisava demonstrar o mesmo otimismo que ela.

Senti o cheiro da comida assim que abri a porta da casa. Familiares tinham vindo de fora para as festas de fim de ano. Assim que entrei, avistei Brody sentado numa grande poltrona verde com Babette e todos os netos lendo *Uma visita do Papai Noel*, uma tradição familiar. Chris se levantou para me dar um abraço e um beijo enquanto eu observava aquela cena, sentindo meu coração prestes a explodir. Brody e eu fazíamos parte de algo maior – fazíamos parte de uma família.

Depois de terminar a leitura, Babette anunciou:

– Muito bem, pessoal! Hora de enfeitar a árvore!

Segurei minha taça de vinho e me sentei no sofá enquanto Babette pegava os enfeites da família. Quando encontrou um que dizia MELHOR ENFERMEIRA DO MUNDO, ela disse:

– Hadley, quer fazer as honras?

Sorrindo, me levantei e peguei o enfeite, pendurando-o cuidadosamente num galho vazio.

– Só os melhores homens escolhem enfermeiras, não é, querida? – disse Babette, dando uma piscadela para Tom.

Por um momento, senti muito por ela, que sabia que tudo aquilo acabaria em breve. Senti muito por Chris, que sabia que aquele provavelmente seria o último Natal com a mãe. E senti muito por mim, pois aquela mulher forte e impetuosa que eu tinha aprendido a amar – que claramente havia aceitado a mim e a meu filho – não faria parte do futuro da minha família.

Jantamos todos juntos, alguns sentados à pequena mesa de madeira, outros em cadeiras espalhadas pela sala de estar. Quando estávamos terminando, Babette perguntou:

– Quem vai querer torta?

Chris recusou educadamente e se virou para mim para saber se eu queria. Teria sido fácil dizer não depois de ele ter recusado (como eu faria num dia normal), mas a torta parecia deliciosa e as palavras de Elizabeth ainda ecoavam em meus ouvidos.

– Eu adoraria – falei.

Chris levantou as sobrancelhas, surpreso.

– Mudei de ideia. Também quero um pouco, mãe.

Apreciei cada mordida da torta enquanto aproveitava aquele momento em família, aquela sensação de pertencimento, sabendo que Brody e eu estávamos exatamente onde eu sempre desejei que estivéssemos.

No caminho de volta para casa, não pensei no que havia comido, como normalmente faria. Pelo contrário, sorri e observei os pisca-piscas brilhando enquanto Chris falava sobre a manhã de Natal em que sua família ganhou a cadela Holly. Agradeci silenciosamente a Elizabeth, assim como agradeci a ela um milhão de vezes desde então, porque, embora eu tenha vivido momentos de fraqueza em relação ao meu transtorno alimentar, nunca mais tive uma recaída desde aquela noite.

Quando chegamos em casa, Chris e eu carregamos Brody, adormecido, do carro para a cama. Aí começou o nosso trabalho, pois passamos a construir o enorme quartel de bombeiros que o Papai Noel estava trazendo para ele naquele ano. Chris fixou pequenas peças durante um tempo que me pareceu uma eternidade. Olhei o relógio e vi que já eram três da manhã.

– Acho que já está bom – falei, examinando nosso trabalho. – Ele nem vai perceber que tem peças faltando.

Chris nem se dignou a olhar para mim enquanto apertava um parafuso minúsculo com a menor chave de fenda do mundo.

– Papai Noel não faz serviço pela metade – murmurou.

※

Mesmo tendo dormido menos de uma hora, acordei cedinho na manhã de Natal para verificar se os presentes estavam em seus devidos lugares. Mal podia esperar para ver a emoção no rosto de Brody quando encontrasse o que o Papai Noel havia trazido para ele. Aquele era o primeiro ano em que eu podia comprar tudo que ele quisesse. Nos anos anteriores, eu tentara poupar 10 a 15 dólares por mês para dar a ele pelo menos um presente do Papai Noel. Ele abria seu único presente e se enroscava ao meu lado, com o corpo quentinho, e eu navegava pelo Facebook com inveja de todas as outras famílias "normais" cujas amplas salas de estar estavam repletas de brinquedos para os filhos. Eu tinha prometido que um dia teríamos uma árvore de Natal cheia de presentes e, finalmente, conseguira.

Naquele momento, a porta do quarto de Brody se abriu e ouvi o som de seus pezinhos correndo. Assim que ele entrou na sala de estar, seu rosto se iluminou de alegria. Chris se juntou a nós e ficamos ali, sentados, abrindo os presentes, e depois devoramos uma pilha fumegante de panquecas.

Enquanto comíamos, meu telefone tocou. Eu estava de plantão e tinha alguns pacientes agendados, mas só deveria começar dali a pelo menos trinta minutos. Era Will, nosso voluntário de última hora e um santo. Seu trabalho era ficar com os pacientes que não tinham mais ninguém para não morrerem sozinhos. Geralmente isso significava passar a noite com eles.

– Feliz Natal! – disse ele quando atendi.

– Feliz Natal. Ainda não recebi o relatório. Você precisou ficar com algum paciente? Na véspera de Natal?

– Sim. Com Elizabeth.

Parei no meio da mordida. Era o último nome que me passaria pela cabeça. Ela estava bem, com exceção da fraqueza no dia anterior.

– Sinto muito, Will. Estou chocada. Precisa que eu vá até aí para você poder passar o Natal com sua família?

– Não, estou bem. A irmã dela quer saber como estão as coisas, mas não sei o que responder. Travis disse para ligar para você porque ela está na sua agenda hoje.

– Daqui a pouco chego aí – prometi.

※

Estacionei na frente da casa de Elizabeth e olhei os pisca-piscas iluminando alegremente as palmeiras que a cercavam. Era uma cena perfeita do Natal na Flórida. Se alguém passasse de carro por ali, dificilmente imaginaria que alguém dentro daquela casa estava vivendo seus últimos momentos na Terra.

Abri a porta sem tocar a campainha, torcendo para que minha presença parecesse familiar a Elizabeth. Quando entrei no quarto, Will estava sentado na cadeira ao lado da cama. Sorri e lhe agradeci muito por estar ali. Ele se despediu de Elizabeth com um aceno e comecei a avaliá-la. Seu rosto estava pálido e sem maquiagem, os cabelos loiros desgrenhados. Os dedos estavam azulados e frios. Puxei o lençol até um pouco abaixo do seu peito e peguei o estetoscópio para auscultar o coração e os pulmões. Sua frequência cardíaca era irregular e ela alternava entre respirações rápidas e lentas. Os pulmões faziam um ruído estranho, sinal de que havia líquido acumulado.

Higienizei as mãos e peguei o celular para ligar para Julia. Quando ela atendeu, ouvi sua família confraternizando ao fundo. Expliquei que provavelmente não demoraria muito e que ela deveria vir agora. Julia disse que viria assim que pudesse, mas não queria deixar seus filhos na manhã de Natal.

– Um dia, quando você tiver filhos, vai entender, meu bem.

Quando desliguei, senti que tinha alguma coisa estranha no quarto. Comecei a falar com Elizabeth, mesmo sabendo que ela não responderia. Enquanto pensava num jeito de deixar o ambiente mais com a cara dela, ouvi a porta da frente se abrir. *Graças a Deus*, pensei, *Julia mudou de ideia*.

– Ah, Elizabeth!

Confusa, eu me virei e deparei não com Julia, mas com Deja, uma de nossas auxiliares de enfermagem. Como sempre, ela estava maquiada, o cabelo trançado caindo pelas costas. Fiquei feliz ao vê-la. Como eu, Deja era jovem, mas também tinha uma energia tranquila e maternal – eu me sentia segura e confortável perto dela, e os pacientes também. Não havia dúvida de que seria uma excelente enfermeira, e eu sempre a incentivava a cursar a faculdade de enfermagem. Deja também era mãe solo, o que acabou nos aproximando.

– Feliz Natal! – disse ela, me abraçando. – Vim assim que fiquei sabendo. Sabia que você estaria aqui também.

– Você não precisava deixar seu filho na manhã de Natal. Poderia ter esperado – protestei.

– Não posso deixar todos os elogios para você, não é? – respondeu Deja com uma risada. – Agora, vamos arrumar nossa amiga.

Deja começou a vasculhar a mesinha de cabeceira de Elizabeth, achou uma vela e acendeu. À medida que o aroma cítrico, leve e límpido preenchia o quarto, identifiquei o ambiente de paz que eu havia conhecido. Peguei o controle remoto e naveguei pelos canais até encontrar a estação de música instrumental que Elizabeth adorava.

– Elizabeth... Hadley e eu vamos preparar você – disse Deja, tranquila.

Entrei no banheiro e abri a torneira para a água começar a esquentar. Enquanto vasculhava as gavetas de Elizabeth em busca de seu sabonete habitual e algumas toalhas de rosto, encontrei sua bolsa de maquiagem. Até aquele dia, eu nunca tinha visto Elizabeth sem maquiagem, por isso peguei a bolsa.

Enquanto eu limpava seu corpo e trocava suas roupas, Deja fazia a maquiagem com a habilidade de uma profissional. Quando terminamos, Elizabeth estava linda.

– Sabe, ela me disse que se arrependia de ter passado tanto tempo na vida se preocupando com o que os outros pensavam dela – comentei com Deja. – Isso foi revelador para mim.

– Ela me disse que eu era linda – falou Deja. – E achei que estava sendo muito sincera. Mas não sei se acredito nisso.

– Acho que ela gostaria que você acreditasse nisso, porque é verdade – respondi, sorrindo.

Enquanto Deja arrumava suas coisas e se despedia, notei seus olhos cheios de lágrimas.

– Ela é especial – disse Deja.

– Sim, é uma inspiração para mim. E tem muito a nos ensinar.

※

Voltei para o quarto, esperando que a sensação de calma tomasse conta de mim. Mas havia alguma coisa diferente. O aroma cítrico continuava no ar e a música ainda estava tocando, mas a energia havia desaparecido. Eu sabia, sem saber, que Elizabeth havia partido. É difícil explicar, mas essa mudança é algo que toda enfermeira de cuidados paliativos e toda pessoa que presenciou uma morte já sentiu – uma mudança tangível no ar assim que alguém dá o último suspiro. Não é muito diferente de quando você entra numa sala esperando que alguém esteja lá e descobre que está sozinho. Às vezes a mudança é mais palpável do que em outras, e pode ocorrer até antes da morte física. No caso de Elizabeth, sua ausência foi gritante.

Peguei o estetoscópio e o encostei no peito imóvel, tentando ouvir um batimento cardíaco que eu sabia já não estar mais lá. Depois de dois minutos, anunciei com toda a calma a hora do óbito para o quarto vazio. Elizabeth havia deixado este mundo exatamente como havia vivido – sozinha.

※

Anos depois ainda penso em Elizabeth, em como nunca a vi triste ou com raiva, apesar de ter morrido tão jovem e só. Ela nunca se questionou: *Por que eu?* Era um exemplo de como aproveitar ao máximo o que a vida nos oferece.

Sem saber, Elizabeth também iniciou uma conversa importante entre mim e Chris. Ele não tinha ideia de que eu achava que ele não me amaria mais se eu engordasse. Hoje sei que meu medo era infundado, mas a relação entre amor e peso fora incutida em mim tão cedo que eu não conseguia desvincular uma coisa da outra... até conhecer Elizabeth.

Suas palavras me transformaram: *Coma o bolo.* Desde então, toda vez que estou à beira da compulsão ou prestes a provocar o vômito, ouço a voz dela. E, todas as vezes, essa voz me faz parar e lembrar o que realmente importa.

CAPÍTULO SEIS

Edith

❦

– Oi, está com tempo para avaliar uma candidata a cuidados paliativos? – perguntou Travis.
– Sim, claro – respondi.
Essas avaliações faziam parte da minha rotina. Embora o encaminhamento para os serviços de cuidados paliativos seja feito pelo médico, o paciente também precisa atender aos requisitos de elegibilidade do seguro-saúde, com os quais nem todo médico está familiarizado. Os enfermeiros da área são responsáveis por avaliar se um paciente pode ser admitido no programa de acordo com essas diretrizes muito específicas e, em seguida, devem apresentar a avaliação a um médico certificado para aprovação oficial. No nosso caso, as aprovações ficavam a cargo do Dr. Kumar.
– Ótimo – continuou Travis. – O nome dela é Edith. Tem Alzheimer, mora com o marido, John, e parece preencher os requisitos.
– Certo – respondi, já digitando o endereço no GPS.

❦

A casa de Edith e John parecia saída de um livro. Flores cor-de-rosa ladeavam o caminho que levava a uma construção de terracota coberta por trepadeiras.

– Fica quietinha aí só um minuto, Edith, *por favor* – ouvi uma voz suplicar por trás da porta assim que toquei a campainha.

Alguns segundos depois, um homem baixo, de cabelos brancos, na casa dos 80 anos, abriu a porta com as costas curvadas.

– Venha, não posso deixá-la sozinha por muito tempo – foi como ele me cumprimentou.

Entrando na casa, admirei as belas antiguidades e o piso de madeira desgastado pelo tempo. O corredor estava repleto de fotos de família de uma época mais feliz. Aquela família com certeza gostava de viajar – havia fotos de John, Edith e os filhos em frente à Torre Eiffel, na Grande Muralha da China e com a Estátua da Liberdade ao fundo. No final do corredor, uma mulher alta, de cabelos brancos, que também aparentava ter seus 80 e poucos anos, estava de pé, ao lado do sofá da sala. Era evidente que se tratava da mesma mulher das fotos, embora numa versão mais velha, os cabelos outrora longos e castanhos agora curtos e brancos. Os tênis de John e Edith haviam sido substituídos por pantufas, mas pelas fotos dava para ver que suas rugas de expressão denunciavam anos e anos de sorrisos.

– Eu disse para não se levantar. Fique sentada, por favor! – disse John a Edith, que era pelo menos 30 centímetros mais alta que ele.

Segurando-a pela mão, ele a levou até o sofá. Seu desespero era visível.

– Olá, meu nome é Hadley. Imagino que vocês sejam Edith e John, correto?

– Sim, isso mesmo – respondeu John.

Edith cantarolou alguma coisa incompreensível e olhou pela janela.

– Vim avaliar Edith para ver se ela pode ser incluída no programa de cuidados paliativos, certo?

– Sim. Preciso de ajuda. Estamos vivendo isso há anos – respondeu John.

Ficou muito claro que ele estava exausto e frustrado, o que fazia todo o sentido. Eu sabia, pelas nossas anotações, que John estava nessa situação havia anos. A tarefa do cuidador é extremamente desgastante e cansativa, ainda mais quando se trata de Alzheimer. O processo de demência do paciente costuma ser longo, e chega a hora em que o cuidador se vê encarregado de um adulto que depende dele para tudo.

Acenei com a cabeça enquanto pegava o estetoscópio para avaliar os sinais vitais de Edith. Existem diferentes escalas de elegibilidade para cuidados paliativos em diversas doenças; pacientes com demência são avaliados de acordo com a Escala de Estadiamento Funcional (FAST). Como a doença é progressiva, os estágios avaliados pela escala FAST geralmente ocorrem em sequência, à medida que o estado do paciente se deteriora. Para ser admitido num programa de cuidados paliativos, um paciente com Alzheimer precisa receber pelo menos a classificação 6E (demência moderadamente grave) ou 7A (demência grave). Na prática, isso significa que ele não tem mais condições de ir ao banheiro sozinho ou falar mais de cinco ou seis palavras por dia. Às vezes, outros aspectos da condição do paciente também podem ser levados em consideração, como quedas, emagrecimento e idas frequentes ou significativas ao pronto-socorro.

Comecei a avaliar Edith pelas perguntas do estágio 4 (demência leve), fase em que os entes queridos começam a perceber que tem algo acontecendo e decidem intervir.

– Ela tem dificuldade de realizar tarefas diárias, como pagar contas ou preparar refeições? – perguntei a John.

Eu já sabia a resposta, mas tinha que perguntar mesmo assim. John olhou para mim como se eu fosse idiota.

– Querida, ela perdeu essas habilidades há muitos anos.

Passei então para o estágio 5, demência moderada.

– Ela precisa de ajuda para escolher o que vestir? Por exemplo, ela saberia que hoje está quente demais para usar um agasalho?

– Preciso ajudá-la, sim, sem dúvida – respondeu John.

Passei para os níveis 6A a 6C, demência moderadamente grave.

– Ela também precisa de ajuda para vestir a roupa?

– Sim.

– E para tomar banho e ir ao banheiro?

– Sim, precisa de ajuda para tomar banho e usa fralda.

Prossegui para os estágios 6D e 6E.

– Ela precisa usar fralda o tempo todo ou sabe pedir para ir ao banheiro de vez em quando?

– Ela não usa o banheiro sozinha há muito tempo e nunca pede para ir. Eu só troco as fraldas quando sinto o cheiro. É como cuidar de um bebê – respondeu ele, sem rodeios.

Então passei para 7A, demência grave. Nesse estágio, o Dr. Kumar quase sempre autorizava a admissão do paciente.

– Quantas palavras compreensíveis ela fala por dia? – perguntei.

– Umas dez ou vinte.

Assenti, ainda sem saber se assinalava o item. Enquanto eu analisava a lista, Edith falou pela primeira vez.

– Lavar roupa – disse ela, levantando-se rapidamente, mas cambaleante, e dirigindo-se ao corredor.

– Que droga, Edith, senta – ordenou John, correndo para impedi-la.

Ela o encarou com os olhos arregalados.

– Eu posso cuidar da sua roupa, Edith – sugeri.

Edith olhou para mim e começou a sacudir a cabeça de um lado para o outro sem parar, tentando se libertar das mãos de John. Ele gemeu de frustração.

– Todo dia é isso – lamentou ele.

Olhei ao redor e vi o cesto de roupa suja sobre a mesa da sala de jantar, perto do corredor. Enquanto John a segurava com firmeza, fui até lá e peguei o cesto, colocando-o no chão, ao lado do sofá. Edith se sentou novamente e começou a pegar a roupa suja e a dobrá-la, examinando as peças uma a uma. John se sentou ao lado dela, nitidamente exausto.

– Como está a alimentação dela? – perguntei, continuando com a avaliação.

– Péssima. Ela come feito um passarinho, bicando a comida. Perdeu cinco quilos nos últimos dois meses – respondeu, derrotado.

– Notei que o equilíbrio dela não está bom. Ela já caiu alguma vez?

– Perdi as contas de quantas vezes já caiu. Não posso me ausentar nem para ir ao banheiro.

– Você diria que ela caiu mais de dez vezes no último mês?

– No último mês não; na última semana.

– Entendi. Acho que já posso ligar para nosso médico agora. Me dá licença um minuto?

John apontou a porta da frente como se dissesse "Fique à vontade". Saí, com o tablet ainda na mão, e liguei para o Dr. Kumar.

– Oi, Hadley – ele me cumprimentou, animado como sempre.

– Vamos lá – comecei. – Estou avaliando uma paciente para admissão. Ela ainda está no estágio 6E de Alzheimer, mas acho que é hora de aceitá-la no programa.

– Fale mais.

– O marido disse que ela fala dez a vinte palavras compreensíveis por dia, e eu mesma a ouvi dizer "lavar roupa" no contexto correto enquanto estava aqui, mas ela perdeu cinco quilos nos últimos dois meses e cai o tempo todo, mais de dez vezes por semana.

O Dr. Kumar ficou quieto. Eu sabia que ele estava avaliando a situação.

– O marido precisa muito de ajuda. Por favor... – tentei.

– Você sabe que a decisão tem que ser objetiva, Hadley.

Fiquei em silêncio, tensa, achando que ele recusaria.

– Vá em frente – continuou o Dr. Kumar –, mas precisamos comprovar um declínio cognitivo nos primeiros noventa dias. Preciso de avaliações constantes, certo?

– Sim, entendi! Obrigada – falei ao Dr. Kumar antes de desligar e voltar para dentro de casa. – Boas notícias – avisei a John ao fechar a porta atrás de mim. – Estamos prontos para admitir Edith.

– Ótimo! – respondeu ele. – Tenho algumas coisas para fazer. Volto dentro de algumas horas.

Fiz uma pausa, escolhendo com muito cuidado as minhas palavras.

– Não sei se você recebeu todas as informações. Não ficamos 24 horas por dia – expliquei, com toda a delicadeza. – Mas acredito ser necessário contratar um cuidador profissional ou colocar Edith numa casa de repouso. Nossa assistente social pode ajudar com isso.

John suspirou, desesperado.

– Prometi a ela que não a deixaria e não quero que ela vá para uma casa de repouso. Qual o custo de um cuidador?

– Pelo que ouvi, cerca de 30 dólares por hora, e eles exigem um número mínimo de horas por visita. Normalmente seis horas ou mais.

– Trinta dólares por hora! – exclamou.

Fiz que sim com a cabeça. Eu sabia que os cuidados necessários eram caros, principalmente para quem tinha um orçamento apertado, mas não havia muitas outras opções.

– O que fazemos no programa de cuidados paliativos é vir e ajudá-lo a cuidar de Edith. Por exemplo, eu começo vindo uma ou duas vezes por semana, uma auxiliar de enfermagem vem duas ou três vezes por semana para ajudá-la a tomar banho, nossa assistente social vem uma vez por mês, assim como nosso capelão, e há sempre uma enfermeira de plantão para qualquer emergência. E, se você *quiser* procurar opções de casa de repouso, eu acharia compreensível.

John me interrompeu bruscamente, balançando a cabeça.

– De jeito nenhum. Eu me viro bem.

Muitas pessoas não imaginam que os cuidados paliativos e de enfermagem são um negócio como qualquer outro (confesso que eu mesma não gosto de pensar assim) – mas são. E, se o serviço não for coberto pelo plano de saúde, os custos podem ser exorbitantes, o que acaba deixando paciente e cuidador sem boas opções. Cuidar de um paciente é um trabalho árduo, exaustivo e emocionalmente desgastante, que pode se estender por um longo período, como aconteceu com John. Nos Estados Unidos, o Medicare cobre o custo de uma enfermeira de cuidados paliativos como eu, mas o cuidador continua sendo responsável pelas demandas diárias do paciente – o que pode sobrecarregá-lo, e muito. Portanto, embora eu quisesse dar boas notícias a John, a verdade era que *não* havia muitas alternativas para pessoas como ele e Edith. Mesmo que ele estivesse aberto à ideia, era preciso ser muito rico para arcar com a mensalidade de uma casa de repouso, ou muito pobre, caso em que o governo entraria em cena. Não havia muitas opções intermediárias – exceto contratar um cuidador, o que também sairia caro –, e era assim para a maioria das pessoas.

Pensei em tudo isso, mas o que respondi foi simplesmente:

– Sem problemas.

Depois de concluir a admissão e informar a John o número da enfermeira de plantão, me despedi de Edith, que estava dobrando uma toalha pela terceira vez.

Ela deu uma resposta incompreensível e sorriu quando toquei seu ombro.

Na manhã seguinte, fiz minha maquiagem correndo enquanto ouvia a música de espera no celular, aguardando o início da reunião diária. Fazíamos essa reunião de segunda a sexta para que as enfermeiras do turno da noite nos informassem sobre o que havia acontecido na noite anterior.

– Bom dia! – nos cumprimentou Travis. – Amanda, vou deixar você assumir o comando. Parece que seu plantão foi agitado.

– Sim, passei muito tempo na casa da nova paciente.

Pensei na mesma hora: *Lá vamos nós.*

– Edith caiu duas vezes, então fui até lá para ver se ela estava bem. Os sinais vitais estavam bons e o estado mental parecia estável.

Suspirei de alívio. Coisas assim aconteciam o tempo todo nos plantões noturnos.

– Consegui acalmá-la, levei-a de volta para a cama e fui embora – continuou Amanda. – Mais ou menos uma hora depois, recebi outra ligação do marido dela. Edith tinha saído de casa e ele não conseguia encontrá-la.

Larguei o blush e me sentei sobre a tampa do vaso.

– Peguei o carro e saí com John para procurá-la. Decidimos chamar a polícia para ajudar. Eles acabaram encontrando Edith à beira de um canal, a uns 400 metros de casa, catando grama. Não estava machucada.

– Hadley, você precisa falar com a Mindy para combinar uma ida à casa deles hoje – disse Travis. – Isso não pode continuar assim; não é seguro. Edith precisa ir para uma casa de repouso.

Mindy era a assistente social a quem recorríamos sempre que nossos pacientes precisavam de alguma ajuda além dos cuidados paliativos normais.

– John bateu o pé e disse que não a colocaria num asilo – falei –, mas eu entendo.

Coloquei o telefone no mudo e suspirei profundamente. Eu odiava situações assim.

※

Poucas horas depois eu estava de volta à casa deles, dessa vez com Mindy ao meu lado, já prevendo uma conversa difícil. Quando a porta da frente se abriu, no entanto, fomos recebidas por um homem prestes a jogar a toalha.

– John, esta é a Mindy, nossa assistente social – falei ao cumprimentá-lo.

Fiquei triste ao constatar que John parecia ainda mais curvado que na véspera. Edith estava sentada no sofá, ainda de pijama. À sua frente, um prato cheio de waffles que ela pegava e colocava de volta na bandeja, mas não comia. Na TV, no outro extremo da sala, desenhos animados infantis que a mantinham entretida durante um tempo.

– Soubemos o que aconteceu na noite passada – começou Mindy, com toda a delicadeza. – Gostaria de conversar sobre alguns dos benefícios da assistência em tempo integral.

– Façam o que quiserem e pronto – respondeu John em tom de derrota. – Eu morri há muito tempo, desde que ela perdeu todas as nossas recordações.

Foi como se um punhal atravessasse meu coração. Eu não conseguia imaginar a dor de cuidar de uma pessoa amada que, de uma hora para a outra, não o reconhecia mais. Eu não soube como reagir.

– Bem, temos algumas opções – continuou Mindy, colocando um papel na mesa de centro à nossa frente. – As instalações são maravilhosas. De última geração.

Tentei ler de cabeça para baixo a lista de todas as casas de repouso e instituições similares próximas dali que não permitiam a saída dos pacientes. Abaixo do nome de cada estabelecimento, Mindy havia incluído o custo mensal estimado. Os preços variavam entre 8.750 e 11 mil dólares por mês.

– Nossa poupança secaria em alguns anos, mas dá para arcar com 10 mil por mês para nós dois – disse ele.

– O preço, na verdade, é só para um de vocês – respondeu Mindy.

Um fluxo de palavrões saiu da boca de John.

– Nesse caso, quais são nossas outras opções? – perguntou.

Mindy e eu trocamos olhares, sabendo que realmente não havia outras opções. John deve ter percebido o que estávamos pensando.

– Tudo bem, eu entendo – falou ele, por fim. – Vou pensar. *Se fosse o caso de eu escolher esse caminho, qual casa de repouso vocês recomendam?*

– Tecnicamente, não estamos autorizadas a opinar. Sinto muito – respondeu Mindy.

Me segurei para não falar nada. Eu tinha uma opinião bem formada sobre o tratamento dispensado aos pacientes em cada uma daquelas instituições.

John suspirou e apoiou a cabeça nas mãos.

– Vou ter que fazer tudo sozinho, como sempre. Já entendi.

Mindy me olhou enquanto começava a arrumar a bolsa. Ela sabia que eu opinaria assim que ela saísse dali, e eu sabia que ela não se importava.

Assim que ouvi a porta se fechar, me virei para John. Ele estava sentado no sofá, segurando a lista. Antes mesmo de eu começar, ele já foi falando:

– Ouvi falar muito bem de Sutton Heights.

Suspirei de alívio. Sutton Heights era minha favorita, sem dúvida alguma. As enfermeiras trabalhavam lá desde sempre, tínhamos uma ótima comunicação e nunca me preocupei com o tratamento que dispensavam aos pacientes. Comecei

a balançar a cabeça em concordância. John olhou para mim com curiosidade e sorriu, como se aquilo fosse um jogo.
– E quanto a Beach View? – perguntou.
Parei de assentir, arregalei os olhos e comprimi os lábios, sem dizer nada, mas dizendo tudo. John riu.
– Sutton Heights, entendi – concluiu ele, com um sorriso sincero.
Sorri de volta e perguntei, já menos tensa:
– Então, vamos dar entrada na papelada para Sutton Heights?
– Não, ainda não estou pronto – respondeu ele, voltando a ficar sério.
Mordi o lábio, sabendo que Travis ficaria chateado, mas eu não sabia mais o que fazer. John tinha o direito de manter a esposa em casa, mesmo que não concordássemos com a decisão dele.
– Tudo bem – retruquei, dando de ombros. – Vamos fazer nosso melhor aqui, então.
– Fácil assim, é?
– Estou aqui para ajudar vocês dois. Vocês estão no banco do motorista, e eu, no banco de trás. Vocês podem me pedir orientações ou me mandar calar a boca – acrescentei com um sorriso.
– Tudo bem, deixa comigo – replicou ele, confiante.
Quem me dera poder dizer que dali em diante as coisas ficaram mais fáceis para ele.

※

Passadas algumas semanas, recebi um telefonema no meio da noite.
– Oi, aqui é o John, marido da Edith. É... não sei bem descrever o que está acontecendo – disse ele assim que atendi. – Acho que vou precisar da sua ajuda aqui.
Ouvi uma voz ao fundo. Parecia que Edith estava... gritando?
– Ela está sentindo dor? – perguntei.

– Ela acha que o quarto está pegando fogo – respondeu John, exausto.

Quando cheguei, John e Edith estavam no quarto. John estava sentado na cama, tentando em vão controlar Edith, que andava de um lado para o outro, resmungando para si mesma e gritando "Fogo!". No caminho, eu já havia ligado para o Dr. Kumar, que me instruíra a administrar o ansiolítico que havíamos pedido na farmácia.

Nos dez minutos que se seguiram, fiz de tudo para acalmar Edith, mas não consegui. Ela continuou andando para lá e para cá, puxando os cabelos e afirmando que o quarto estava pegando fogo. Liguei novamente para o Dr. Kumar e, dessa vez, ele me instruiu a administrar mais uma dose do ansiolítico e tentar distraí-la. Fiz o que ele me disse e ofereci comida a Edith, mas ela não quis. John também tentou lhe dar alguma coisa para comer, mas ela afastou com a mão. Fui até a sala de estar e liguei a TV. Voltei ao quarto e a chamei para vir assistir comigo. Ela se sentou na cama, insistindo que o quarto estava em chamas, as lágrimas escorrendo pelo rosto.

Passados trinta minutos, nós três estávamos angustiados e me senti à beira do pânico. Finalmente, peguei o telefone e liguei para uma enfermeira veterana que trabalhava na área havia mais de 15 anos.

– Alô? – atendeu Linda, grogue, com seu sotaque britânico.

– Oi, aqui é a Hadley. Desculpa ligar assim, do nada, no meio da noite. Não fique brava, mas uma paciente com Alzheimer acha que a cama dela está pegando fogo. Anda de um lado para o outro e chora sem parar. Já administrei duas doses de ansiolítico, mas não está funcionando *nem um pouco* – expliquei apressadamente.

– Meu bem, por que você não a tira do quarto e muda a cama de lugar? – perguntou Linda.

– Como assim, não entendi direito... – respondi, confusa.

– Onde está o fogo?

– Bem, é que não tem fogo algum.

– Ora, meu bem, para ela *tem* um incêndio. A cama dela está pegando fogo, certo? Isso é angustiante. Por que você não afasta a cama dela do fogo para tranquilizá-la?

– Acho que não vai adiantar.

– Primeiro tenta. Depois me liga de volta se não funcionar. Mas aposto que vai. Boa noite – disse Linda, e desligou.

Fiquei olhando para a cama de Edith e John. Como eu a mudaria de lugar e para onde a levaria? Pedi a John que se aproximasse.

– Liguei para uma enfermeira muito experiente. Ela me orientou a mudar a cama de vocês de lugar, para ficar longe do "fogo". Sei que parece loucura, mas por acaso tem algum outro quarto com espaço para colocar a cama?

Absolutamente exausto, John se levantou e abriu a porta de um quarto vazio no final do corredor.

– Perfeito. Tudo bem se eu levar a cama para lá? – perguntei.

– Você é a passageira mais estranha que já tive, mas por algum motivo confio em você. Vá em frente.

Voltei para o quarto e avaliei a cama, tentando descobrir a melhor maneira de mudá-la de lugar. Talvez passasse pela porta sem precisar ser desmontada. Enquanto eu analisava o móvel, Edith ficou ao meu lado como se estivesse analisando também. Alguns instantes depois, ela soltou um leve gemido e disse "Fogo" mais uma vez. Aquilo foi demais. Sua angústia partiu meu coração. Eu tinha que tomar uma atitude.

Eu me aproximei da cama de madeira e tentei afastá-la da parede. Para minha surpresa, não devia ser de madeira maciça, pois deslizou facilmente sobre o carpete em minha direção. Agora eu tinha espaço suficiente para me colocar entre a parede e a parte de trás da cabeceira. Comecei a empurrar a cama pelo quarto, olhando pelas laterais de vez em quando para ver se estava na direção certa. Quando eu já estava na metade do caminho, Edith se aproximou e começou a empurrar também. Não sei se ela sabia o que estávamos fazendo e certamente não contribuiu muito para que a cama saísse do lugar, mas sorri para ela enquanto empurrávamos o móvel, lado a lado. Chegando ao outro quarto, parei e olhei ao redor, tentando decidir onde colocaria a cama. Edith apontou para o canto esquerdo do cômodo.

– Ali? – perguntei.

Ela fez que sim com a cabeça.

Obedeci, empurrando a cama até o lugar indicado. Para minha surpresa, assim que coloquei a cama no lugar e me afastei, Edith se enfiou debaixo das cobertas e, aparentemente, adormeceu. Não é que tinha funcionado? Fiquei chocada.

– Bom trabalho – sussurrou John, vendo a esposa dormir profundamente.

Coloquei a mão em seu ombro e sorri para ele.

– *Você* está fazendo um bom trabalho – assegurei.

– Está na hora – afirmou ele. – Avise ao pessoal da Sutton Heights que ela está chegando.

Assenti. Aquela tinha sido uma noite difícil. Eu sabia que John estava tomando a decisão racionalmente correta, mas seu lado emocional me preocupava.

⚜

Menos de uma semana depois, lá fui eu para a casa de repouso Sutton Heights.

– Procurando a paciente Edith? – perguntou a jovem recepcionista.

– Sim. Já a conheceu?

– O marido praticamente mora aqui. Já o deixei entrar na unidade restrita algumas vezes – respondeu ela.

– Não me surpreende nem um pouco. Você se importa de me levar até lá?

A recepcionista deu a volta na mesa e me levou à unidade restrita, digitando o código que abria as portas pesadas. Entrei.

Ao me aproximar do posto de enfermagem, avistei a supervisora, uma das minhas enfermeiras favoritas.

– Oi! – eu a cumprimentei.

– Quem você veio visitar hoje? – perguntou ela, sabendo que eu tinha muitos pacientes na unidade.

Antes mesmo de responder, senti uma mão nas minhas costas e me virei; era outra paciente minha. Ela começou a acariciar meu cabelo e eu sorri para ela.

– Sua nova paciente. Eu a atendia em casa – falei à enfermeira, sentindo aquela mão segurar e soltar meu cabelo. Aquilo seria estranho em qualquer outro contexto, mas não ali.

– Ah, sim, Edith. Ela está indo muito bem! Fez aula de dança mais cedo. Está no quarto 6.

– Jura? Queria ter visto isso! – comentei, sorrindo.

Falei à paciente que acariciava meu cabelo que eu tinha que ir, mas que a veria no dia seguinte. Ela resmungou alguma coisa incompreensível, mas sorriu, o que interpretei como um "ok". Caminhei pelo corredor bem iluminado até o quarto 6. John abriu a porta e, pela primeira vez desde que o conheci, ele parecia descansado. No quarto, Edith se balançava numa cadeira perto da janela com vista para o jardim. Sorriu para mim quando entrei.

– Como estão as coisas? – perguntei, apreensiva quanto à resposta de John.

– Na verdade, muito bem – respondeu ele, sorrindo para Edith.

Ela sorriu de volta para o marido. Aliviada, peguei meu medidor de pressão arterial para começar a avaliação.

– Tenho que sair para resolver umas coisas – disse ele. – Tudo bem para você?

– Claro! Não se estresse se não estiver sempre aqui. Posso pedir um relatório das enfermeiras e ligar para informá-lo.

– Bem, não sei se vou soltar as rédeas tão fácil assim, mas obrigado – disse John antes de dar um beijo na testa de Edith e sair do quarto.

Continuei preenchendo meu questionário enquanto Edith olhava para o jardim, observando os pássaros e as borboletas. Quando cheguei à pergunta sobre o peso dela, disse a Edith que já voltava, pois precisava que uma enfermeira me informasse.

No corredor, ouvi o que parecia ser uma discussão.

– Se você não me deixar sair daqui agora mesmo, vai ter que encarar meus advogados! – gritava um homem.

– Senhor, que tal voltarmos lá para dentro? Podemos jogar cartas – implorava uma funcionária ao homem, que naquele momento identifiquei: era John.

– Não estou confuso, sua maluca! Só estou indo para casa!

– Sua casa é aqui. Você está seguro aqui – tentou a doce funcionária.

Saí em disparada quando percebi que ela achava que John era um paciente desorientado tentando fugir.

– Ei, ei, conheço esse homem. É marido de uma paciente. Ele não está internado – esclareci.

– Ai, meu Deus. Sinto muito, senhor. Sou nova aqui – balbuciou ela, digitando o código para destrancar a porta.

Assim que ele saiu e a pesada porta se trancou atrás dele, não pude deixar de soltar uma risadinha. A funcionária parecia assustada.

– Você não fez nada de errado, é o seu trabalho, e está cumprindo bem. Ele vai superar isso, não se preocupe – eu a tranquilizei, tentando conter a risada.

Voltei para o quarto de Edith e terminei minha avaliação, narrando o que tinha acontecido. Edith riu junto comigo, como se tivesse entendido.

※

Com o passar dos meses, Edith foi declinando aos poucos, mas nunca apresentou dor ou qualquer outro episódio de ansiedade. Com o tempo, deixou de falar vinte palavras para falar menos de dez, depois menos de cinco e, por fim, apenas uma: "John".

Um pouco mais tarde, parou de andar. Aquele foi um dia difícil para todos, especialmente para John, mas também para a equipe da casa de repouso, que havia se afeiçoado a Edith. John continuou frequentando a casa de repouso todos os dias e aprendeu a acomodar a esposa na cadeira de rodas. Ele a levava para o refeitório, onde podiam mudar de ares e fazer refeições juntos. E então, pouco a pouco, Edith perdeu a capacidade de sustentar o próprio corpo na cadeira de rodas, e John colocou um travesseiro entre o braço dela e o metal duro para ela não cair para o lado. Ela sempre olhava para ele e sorria, embora não pudesse mais se comunicar verbalmente.

Não houve um dia específico em que Edith parou de sorrir. A mudança foi gradual, e foi John quem comentou comigo primeiro.

– Também notei – falei para ele. – Infelizmente, faz parte dos estágios da doença.

– Não conseguir mais sorrir é um estágio da doença de Alzheimer? – perguntou ele, chocado.

– Quer que eu seja sincera com você? – retruquei.

– Sim, não quero surpresas.

Peguei o tablet para mostrar a John a tabela que, àquela altura, eu já sabia de cor.

– Começamos aqui – mostrei – e agora estamos aqui.

Deslizei o dedo na tabela, indo de 6E a 7E.

– Então, o último estágio é ser incapaz de sustentar a própria cabeça?

Assenti, com pesar.

– Que doença cruel – suspirou John, balançando a cabeça de um lado para o outro.

– É, sim. Cruel demais – concordei.

※

Com o passar dos meses, eu esperava que a frequência das visitas de John diminuísse, mas ele não deixou de ir um dia sequer. No último mês de vida de Edith, ela não conseguia mais sair da cama. Comecei a visitá-la com mais frequência, sempre passando para vê-la quando tinha outros pacientes no Sutton Heights, mesmo que não estivesse na minha programação.

Certo dia, entrei em seu quarto e notei que o corpo de Edith estava numa posição estranha. Quando me aproximei, vi que havia lágrimas rolando pelo seu rosto. Ao tentar conversar com ela e esfregar suas costas, percebi que estava sentindo muita dor. Na mesma hora saí correndo para chamar a enfermeira.

– Você tem aí aqueles medicamentos de emergência? – perguntei, aflita.

– Para administrar o medicamento, preciso registrar o grau de intensidade da dor – explicou ela. – O que devo colocar?

– Pode colocar 10. Respiração difícil, choro, expressão de dor, punhos cerrados, tensão e incapacidade de ser consolada.

A enfermeira inseriu o número e me entregou o medicamento.

– Não há nada de errado com ela? – indaguei.

– Não, nada.

Depois de aguardar alguns minutos para a medicação fazer efeito, o corpo de Edith começou a relaxar e eu a avaliei, iniciando pela cabeça, como sempre. As pupilas estavam normais. Não notei nenhum corte ou arranhão no rosto nem no couro cabeludo. Seu cabelo estava bem trançado e parecia recém-lavado.

– Sabe me dizer seu nome? – perguntei a Edith, sabendo que ela não responderia e assinalando o item correspondente no questionário. – Sabe me dizer onde está agora?

Não houve resposta.

– Sabe em que mês estamos? – perguntei, ao mesmo tempo que assinalava o item indicando que ela já não tinha noção de tempo.

– Hadley – ouvi em alto e bom som.

Levantei os olhos do tablet, esperando ver uma enfermeira de Sutton Heights. Não havia ninguém mais no quarto. Olhei ao redor, confusa, antes de me virar para Edith, que me encarava diretamente. Não era possível que ela tivesse me chamado. Sua doença não permitiria que ela se lembrasse de mim, muito menos que fosse capaz de dizer meu nome.

– Hadley – disse ela mais uma vez, ainda olhando para mim.

– Sim, sou eu – respondi, estendendo a mão para segurar a dela. – Sou sua enfermeira há algum tempo. Estou cuidando de você. Vai ficar tudo bem, prometo.

Talvez fosse um espasmo muscular ou a maneira de Edith se comunicar comigo (embora ela não devesse ser capaz de fazer isso), mas sua mão apertou a minha por um momento. Enquanto eu segurava sua mão, ela voltou a pegar no sono.

Feliz por vê-la sem dor, comecei a avaliar a pele dela. Examinei braços e pernas. Havia feridas aqui e ali, como acontece com pessoas idosas, mas, fora isso, estava tudo bem. Virando Edith para o lado esquerdo, avaliei suas costas. Soltei um grunhido quando puxei sua bermuda. Logo acima das nádegas, estava a maior e mais profunda escara que eu já tinha visto. Era maior que meu punho, tinha formato de pera e era roxa, preta e vermelha, tudo ao mesmo tempo.

Senti muita raiva. Aprendi na faculdade que as escaras geralmente se formam quando o paciente não é virado de posição com a frequência necessária. Deixá-lo sentado na mesma posição por muito tempo pressiona a região e lacera a pele. Fiquei ao mesmo tempo irritada e envergonhada por ter recomendado aquela casa de repouso e eles terem deixado aquilo acontecer com minha paciente. Como contaria isso a John?

Liguei para Travis porque não sabia ao certo como informar a negligência à instituição. Assim que ele atendeu, contei sobre a ferida aberta da qual os cuidadores pareciam não estar cientes.

– Calma, acho que não é o que você está pensando. Espere um pouco – respondeu ele.

Confusa, esperei enquanto o ouvia digitar.

– Deja esteve aí ontem à noite e informou que a pele da Edith apresentava apenas leves hematomas nas pernas e nos braços. – Depois de uma pausa, Travis perguntou: – Já ouviu falar em úlcera terminal de Kennedy?

– Não – respondi, recordando as aulas de tratamento de feridas na faculdade de enfermagem.

– Você sabe que a pele é um órgão, certo?

– Claro – respondi, sem saber aonde ele queria chegar.

– Bem, assim como nossos órgãos começam a falhar no fim da vida, a pele também pode passar por esse processo. As úlceras de Kennedy podem aparecer de repente e ter uma aparência absolutamente horrível. Ninguém fez nada de errado. O importante é garantir que ela não esteja sentindo dor por causa disso.

Eu nunca tinha ouvido falar daquele tipo de úlcera, mas fiquei feliz por Travis ter me contado antes que eu passasse vergonha acusando injustamente a equipe da casa de repouso. O alívio que senti logo se transformou em pavor quando percebi que tinha que dar a notícia a John e prepará-lo para o que estava por vir.

Com as mãos ligeiramente trêmulas, liguei para ele do meu celular. Ele atendeu, alegre.

– Oi, já veio a Sutton Heights hoje? – perguntei, hesitante.

– Não, mas estou a caminho!

– Tudo bem, vou esperar para conversarmos – falei.

Enquanto aguardava, fiz questão de garantir que Edith dormisse confortavelmente. Quem dera ela pudesse me contar o que via em seus sonhos.

Pouco tempo depois, John entrou e foi imediatamente para o lado dela.

– Tem alguma coisa diferente – disparou ele, preocupado.

Fiquei surpresa e impressionada com a percepção dele. A sintonia entre os dois era enorme. Coloquei a mão sobre o ombro de John e comecei a explicar o que tinha acontecido desde que eu havia chegado. John chorou em silêncio.

– Sei que é tolice minha, mas não estou pronto. Depois de tudo que passamos, esse momento não deveria me chocar tanto assim – disse ele, limpando o nariz com um lenço de papel.

– Acho que é normal.

– E agora, o que fazemos?

– Vou instruir a equipe da casa de repouso sobre a administração do medicamento e pedir que nos mantenham informados. Bem, se não precisarem de mim no meio da noite, vejo você amanhã. Tudo bem?

– Sim. Obrigado por tudo, Hadley.

❧

Não recebi nenhum telefonema sobre ela naquela noite – ou em qualquer outra noite, aliás. Visitei Edith e John todos os dias durante os cinco dias seguintes, até que ela faleceu. Eu não estava lá quando aconteceu, mas me disseram que foi muito tranquilo.

Para minha surpresa, John já havia saído quando cheguei ao

hospital, cerca de vinte minutos após a morte de Edith. A enfermeira me disse que ele não estava aguentando vê-la daquele jeito.

Arrumei Edith, conversando com ela o tempo todo, e depois abri a janela que dava para o jardim. Enquanto esperava a chegada da funerária, observei as borboletas e os pássaros passarem voando, exatamente como ela havia feito alguns meses antes. Quando os funcionários da funerária chegaram, me despedi dela uma última vez antes de cobrirem seu rosto com um lençol. Sempre desvio o olhar nessa hora – é o momento que mais me incomoda. Mesmo sabendo que não faz sentido, sempre entro em pânico achando que o paciente não vai conseguir respirar.

Depois de concluir toda a papelada e dar todos os telefonemas, me despedi da equipe do Sutton Heights e continuei meu dia.

Eu estava no meu escritório, sem muito ânimo, quando nosso capelão, Steve, entrou e se sentou ao meu lado.

– Conversei com Chris hoje – anunciou ele.

Steve ia com frequência à casa de repouso onde Chris trabalhava para ver os pacientes em cuidados paliativos, e ao longo dos anos os dois se tornaram amigos. Na verdade, eles se conheciam havia mais tempo que eu.

– Ah, foi? – perguntei.

– Sim. Conversamos sobre a mãe dele e oramos por ela.

– Muito gentil da sua parte. Obrigada por isso.

– Ela diz que vai vencer o câncer – comentou Steve, olhando para mim.

Comprimi os lábios, sem dizer nada, olhando para a tela do computador. Eu sabia como eram as coisas. Cuidava de muitos pacientes com tumor cerebral.

– Você não concorda, não é? – insistiu ele.

Balancei a cabeça, devagar.

– Talvez você esteja um pouco sugestionada – continuou ele, me desafiando de um jeito que eu nunca tinha visto antes.

As pessoas em geral abordavam com muita delicadeza a doença e a morte iminente de Babette.

– Nunca tive um paciente que tenha vencido um câncer no cérebro – respondi, sem rodeios.

– Você só cuida de pacientes terminais, Hadley. Ela ainda não chegou lá. Um pouco de otimismo não faz mal.

Todos os meus sentimentos vieram à tona de uma só vez, sentimentos que, até aquele momento, eu conseguira ocultar.

– Não posso ser otimista em relação a isso. A morte é uma droga e está em toda parte. Eu me apego aos meus pacientes, mas eles morrem. Quando saio do trabalho, vou ver Babette e só de olhar para ela já lembro que ela vai morrer. Eu e Chris não fazemos viagens longas por precaução. Não ficamos noivos porque parece errado no momento. Cada data festiva se torna pesada porque todos pensam que provavelmente será a última, mas ninguém diz isso em voz alta – desabafei, com o coração acelerado.

Acho que nunca havia conversado sobre esses sentimentos com ninguém. Parecia haver algo de indigno neles. Toda vez que me sentia assim, lembrava que os outros estavam sofrendo mais que eu; pelo menos eu não estava morrendo.

– Você sabe que não há problema em se sentir assim, certo? – perguntou Steve com delicadeza. – É totalmente normal.

– Fiz os mesmos cursos que você e aprendi a dizer às pessoas que o que elas sentem é normal. Isso não funciona comigo – falei, antes de cair numa gargalhada que rapidamente se transformou em lágrimas.

Eu não esperava liberar aquele tipo de emoção, mas desabafar fez com que eu me sentisse muito melhor.

– Tenho alguns amigos terapeutas. Posso indicar um deles – sugeriu Steve, com uma preocupação paternal.

– Juro que não estou tão mal quanto pareço – insisti, enxugando as lágrimas e agradecendo a ele por ter me ouvido.

O inverno chegou ao fim, assim como a vida de muitos pacientes sob meus cuidados. Sabe os primeiros dias em que a temperatura começa a ficar agradável, o sol brilha, os pássaros cantam e você sente a primavera se aproximando para aliviar o peso do inverno? Estava um dia assim, perfeito, quando me aproximei das portas da Sutton Heights esperando para entrar. Enquanto esperava, um folheto colorido preso na porta chamou minha atenção.

Nele estava escrito HOMENAGEM A EDITH. Haveria uma pequena cerimônia no jardim da instituição, durante a qual instalariam um banco em sua homenagem. Procurei a data e a hora, pois queria estar lá, mas percebi que a cerimônia era justamente naquele dia – na verdade, naquele exato momento. Caminhei em direção às portas que davam para o jardim e me juntei silenciosamente ao grupo que ouvia John contar histórias sobre a esposa. Ele segurava uma urna na mão e contava que havia passado os últimos meses viajando para seus destinos favoritos e espalhando as cinzas de Edith. Parecia bem, e fiquei feliz por ele. Quando terminou, John espalhou algumas cinzas perto do banco.

Os convidados se aproximaram de John, abraçando-o e dando tapinhas em suas costas. Vi que ele tinha notado minha presença e acenei.

– Hadley, que bom ver você aqui! – exclamou. – Eu quis ligar para você, mas não quero que pense que sou um velho maluco.

– John, eu jamais pensaria isso de você – garanti. – Você pode me ligar quando quiser. Eu deveria ter deixado isso claro.

Fiquei achando que não tinha demonstrado abertura e disponibilidade para um viúvo enlutado.

– Não, não. Não é isso. Eu tenho uma história para te contar! Acho que só você entenderia, embora também possa pensar que estou louco.

Os olhos de John brilhavam; eu nunca o tinha visto assim antes. Até sua postura estava melhor. Era um homem completamente novo.

– Prometo não te achar louco.

Àquela altura, eu suspeitava que nada poderia me surpreender.

– Lembra aquele dia em que Edith achou que o quarto estava pegando fogo? – perguntou ele.

– Claro que sim. Nunca vou esquecer – respondi com sinceridade.

– Bem, eles não sabem ao certo o que aconteceu, possivelmente um curto-circuito, mas o quarto realmente pegou fogo alguns meses depois que Edith morreu.

Tenho certeza de que minha surpresa ficou estampada no rosto. Levei um minuto para desacelerar os pensamentos e voltar a dizer qualquer coisa.

– Você se feriu? – indaguei, achando ser a pergunta mais apropriada.

– Não, mas só porque mantive a cama naquele outro quarto. É onde durmo desde que você levou nossa cama para lá. – John fez uma pausa antes de afirmar, confiante: – Edith sabia.

Meu cérebro buscou alguma outra explicação plausível, mas não encontrou nada.

– É, parece que sim... – falei lentamente.

Mas... *como* ela poderia saber?

⚜

Embora eu já tivesse presenciado muita coisa intrigante e surpreendente àquela altura da minha carreira, esse foi o primeiro incidente que me pareceu realmente inexplicável. E, no entanto, também era inquestionável. Sei que, para muitos, o incêndio que Edith aparentemente previu foi uma coincidência – mas seria uma coincidência grande demais e uma explicação insatisfatória do meu ponto de vista.

Minha experiência com Edith me fez ver os pacientes de Alzheimer de outra maneira dali em diante. Costumamos nos concentrar no fato de que, em muitos aspectos, eles parecem não estar mais aqui. Mas o que não pensamos com tanta frequência é: *Onde estão?* Costumo afirmar que meus pacientes têm um pé aqui e um pé no outro lado. Mas agora desconfio – embora obviamente não possa provar – que, ainda que estejam fisicamente aqui, depois de certo ponto os pacientes de Alzheimer já transitam melhor pelo lugar para onde iremos, qualquer que seja esse lugar. Muitas vezes eles parecem crianças pequenas, como se não soubessem o que está acontecendo, mas não acho que seja o caso. Edith e muitos outros pacientes com demência com quem trabalhei ao longo dos anos desafiaram essa suposição, fazendo coisas que, do ponto de vista científico ou médico, não deveriam ser capazes de fazer.

Como Edith poderia saber meu nome – e pronunciá-lo – na fase avançada da doença, muito depois de ter perdido a capacidade cognitiva de formar novas memórias? Como ela sabia exatamente onde o incêndio aconteceria? Vejo e trato meus pacientes com meu cérebro de enfermeira, mas ele não dá conta de explicar essas coisas. Acredito na medicina e na ciência, mas minha experiência pessoal me diz que, embora possam explicar muita coisa, não explicam tudo.

Até hoje não sei explicar por que ou como tudo isso aconteceu. Só sei que aconteceu.

Pouco depois de John me contar sobre o incêndio, encontrei Linda, a enfermeira que me aconselhou a mudar a cama de Edith de lugar na noite em que achei que ela estava tendo alucinações. Narrei o que tinha acontecido, mas ela não demonstrou surpresa.

– Esse tipo de coisa acontece – respondeu simplesmente, dando de ombros. – Que bom que você levou a cama para outro quarto.

CAPÍTULO SETE

Reggie

❦

Quando entrei no restaurante, minhas amigas já estavam sentadas a uma mesinha na varanda, bebericando uma taça de vinho. Apesar de ser inverno, não estava muito frio, mas ainda assim fiquei grata ao ver que havia um aquecedor perto delas.
– Oi, meninas! – eu as cumprimentei, me sentando na cadeira vazia em frente a Molly e ao lado de Kelly.
– Estávamos falando de trabalho – disse Molly.
Acenei com a cabeça e sorri. Molly trabalhava como vendedora numa loja, e Kelly era recepcionista numa imobiliária. Quando Kelly terminou de nos contar a história de um cliente que ficara chateado com ela por não ter conseguido um financiamento, o garçom trouxe meu vinho.
– Saúde! – exclamamos em coro.
Continuando o papo, Molly se inclinou e disse:
– Entendo perfeitamente. Outro dia, um cliente ficou irritadíssimo porque um cupom não estava funcionando. Como se não bastasse, os outros clientes pareciam entrar na loja só para bagunçar as pilhas de roupa. Praticamente não consegui fazer mais nada o resto do dia.
Belisquei a tábua de queijos que estava no meio da mesa.
– E você, Hads? Como vai o trabalho?

Tentei pensar numa resposta. Bem, dizer que *um paciente meu morreu hoje de manhã e depois tive que consolar uma futura viúva que chorava* não parecia adequado para um happy hour com amigas que eu não via tinha um bom tempo.

– Ah, o mesmo de sempre – respondi, dando de ombros, desejando poder contar os detalhes e como eu me sentia.

Se fizesse isso, no entanto, eu estragaria o clima. Enfiei mais um pedaço de queijo na boca para indicar que não pretendia entrar em detalhes.

Eu já tinha passado por isso antes, nem sempre com amigas. Nos dois anos anteriores, fui cultivando o hábito de guardar as histórias de trabalho só para mim. Eu adorava meu emprego, e a verdade é que, apesar das mortes e do sofrimento que eu já tinha presenciado, trabalhar com cuidados paliativos fazia com que eu me sentisse mais viva que nunca. Eu tinha certeza de que havia encontrado minha verdadeira vocação. Mas também sabia que isso causava desconforto nas outras pessoas.

Em eventos sociais, era comum mudarem de assunto quando eu falava de trabalho, então logo me acostumei a fazer isso eu mesma. Nas poucas vezes em que não fiz, me arrependi tremendamente. Certa vez, num evento beneficente, um médico puxou conversa comigo e com Chris e perguntou o que fazíamos. Chris respondeu que era fisioterapeuta e eu disse que era enfermeira de cuidados paliativos.

– Ah – murmurou ele, fazendo uma careta e girando o copo na mão. – Que triste.

Isso porque ele era *médico*.

– Na verdade, não é, não – respondi, sorrindo. – Eu gosto muito do que faço e...

– Você *gosta* da morte? – ele me interrompeu.

Senti meu rosto ficar quente.

– É muito mais que isso – expliquei, me atrapalhando com as palavras. – Não lido com a morte o tempo todo.

– Sei – respondeu ele, com nítido desinteresse. – Bem, foi um prazer conhecê-los.

Com isso, ele nos deu as costas. Fiquei muito envergonhada, querendo ter dito simplesmente que era enfermeira.

Não eram só desconhecidos que ficavam incomodados com meu trabalho. Alguns amigos e familiares também, mesmo quando eu deixava claro que meu trabalho era importante para mim. Numa conversa particularmente dolorosa, meu pai me perguntou quando eu pretendia voltar a ser "enfermeira de verdade". Quando protestei, dizendo que eu *era* uma enfermeira de verdade, ele respondeu:

– Bem, estou me referindo a uma enfermeira que realmente tenta salvar vidas, em vez de apenas deixar o paciente morrer.

Tentei relevar, mas fiquei remoendo aquelas palavras. Dias depois, durante um jantar na casa dos pais de Chris, eles perguntaram sobre meu trabalho. Desanimada, tentei uma resposta diferente:

– Está indo – falei, com um meio sorriso.

– Você adora seu trabalho! – protestou Chris, surpreso.

– É – respondi, olhando para o prato –, mas às vezes tenho dúvidas. Talvez fosse melhor voltar a trabalhar em hospital.

– Disseram a Hadley que ela não é uma enfermeira de verdade – explicou Chris para os pais, sem rodeios. Continuou falando, mas Babette o interrompeu.

– Hadley – disse ela, me olhando diretamente nos olhos –, seu trabalho te faz feliz?

– Faz – respondi, dando de ombros.

– Então é só isso que importa – concluiu ela com firmeza, como se a questão estivesse resolvida. – A vida é curta demais... eu que o diga! E, se sua felicidade não afeta mais ninguém, que se danem! Ninguém tem o direito de opinar sobre o assunto.

Até hoje guardo esse momento no coração.

Já Molly e Kelly aparentemente não perceberam que eu estava sendo evasiva, e a conversa logo tomou outro rumo: relacionamentos.

– Ah, eu e Brooks finalmente decidimos onde vai ser o casamento! – exclamou Molly.

Sorri, aliviada com a mudança de assunto. Escutei com alegria a descrição detalhada do lugar que escolheram para a celebração.

– E vocês? O casamento sai ou não sai? – perguntou Molly, virando-se para mim.

Chris e eu tínhamos dado uma olhada em alianças havia alguns meses, mas depois disso ele não tocara mais no assunto. Eu estaria mentindo se dissesse que não estava um pouco decepcionada, mas a doença de Babette estava avançando, e eu sabia que ela deveria ser o foco das atenções.

Terminamos e pagamos a conta, prometendo nos reencontrar em breve. Chris tinha pegado Brody na creche e os dois foram à praia para que eu pudesse sair com minhas amigas. Segui para lá e avistei os dois ao longe, fazendo um castelo de areia. Parei por um momento, com o vento nos cabelos, apreciando as ondas do mar batendo na praia. Eu sabia que meu paciente que falecera naquela manhã logo seria substituído por outro. Um ciclo interminável, tão previsível quanto as marés do oceano. Quem seria o próximo?

※

A resposta não demorou muito a chegar. Dois dias depois, recebi o pedido de admissão de um novo paciente. O prontuário dizia: *Reggie, 58 anos, portador de doença hepática em estágio terminal. O consumo de álcool nos últimos seis meses impede que ele seja candidato a transplante de fígado. Sua cuidadora é Lisa, a esposa. O casal não tem filhos nem rede de apoio.* Havia uma anotação à mão em letras vermelhas no alto da página: *Sem cobertura do plano. Caridade?* Logo abaixo, vinha a palavra *aprovado*.

Suspirei aliviada. O Medicare arca com os custos dos cuidados paliativos, mas é complicado para pacientes como Reggie, com menos de 65 anos. Às vezes, planos de saúde privados cobrem 100% dos custos com cuidados paliativos, mas há casos em que o paciente precisa custear as despesas, que podem chegar a milhares de dólares. A aprovação de um paciente como Reggie – algo raro, que acontecia em 1% dos casos – significava que minha empresa arcaria com todos os custos que o plano não cobrisse.

※

Sentada à minha mesa, analisando o restante da papelada de Reggie, ouvi a voz inconfundível de Steve.

– Olá! – ele me cumprimentou, entrando na sala de enfermagem.

Girei a cadeira para encará-lo e sorri. Ele estava vestindo camisa social branca e calça preta, ambas muito bem passadas. Arrastou uma cadeira para colocá-la ao meu lado, as rodinhas de plástico fazendo barulho contra o piso cerâmico.

– Como está Babette? – perguntou ele. – Tenho rezado muito por ela.

– Continua perdendo peso. Ela tem um oncologista aqui na cidade e de vez em quando vai ao Dr. Anderson. Às vezes sinto que eles a empurram de um lado para outro, mas ninguém assume o comando. Bem, você sabe, ela é enfermeira e diz que está tudo sob controle, e não quero me meter onde não fui chamada.

– E *está mesmo* tudo sob controle? – retrucou ele.

Fiz uma pausa. Havia alguma coisa em Steve que me permitia ser sincera. Suspirei fundo.

– Não sei. Ela aparenta estar bem, mas notei que tem algumas dificuldades, pequenos esquecimentos, sabe? Não sabemos se é o câncer ou algo natural. Eu me preocupo com ela, mas não quero privá-la de mais nada.

Steve aproximou um pouco mais a cadeira e se inclinou antes de falar.

– Me responda uma coisa: sem a sua interferência, qual é a pior coisa que poderia acontecer?

– Ela não teria o melhor tratamento possível – respondi, um pouco confusa com o questionamento.

– E qual é a pior coisa que aconteceria se você interferisse?

– Ela poderia receber um tratamento melhor, ou talvez não. Provavelmente ficaria magoada por eu não tê-la deixado resolver o problema.

– Acho que você sabe o que fazer – disse ele, dando um tapinha reconfortante no meu braço antes de se levantar e caminhar em direção à cafeteira.

Suspirei e voltei a estudar a pilha de papéis à minha frente.

– Quem é esse? – perguntou Steve, de volta com uma xícara de café, apontando para a papelada.

– Reggie – respondi. – Um possível paciente que verei muito em breve. Acabei de ler que ele é ateu, então acho que não vão querer chamar um capelão. Mas, por via das dúvidas, vou oferecer seus serviços.

– Posso oferecer qualquer tipo de apoio necessário. Não falarei sobre nada que eles não queiram, está bem?

Sorri e fiz que sim a cabeça.

– Eu sei, mas a maioria das pessoas não acredita em mim quando digo isso. Elas acham que você vai aparecer jogando água benta nelas.

– Não vou levar nem minha garrafinha de água. Juro por Deus. Ou melhor: dou minha palavra. – Steve riu, me oferecendo o dedo mindinho.

Ri também e entrelacei meu mindinho com o dele.

❦

Naquela mesma tarde, fui à residência de Reggie, um trailer em mau estado. Vi um homem na casa ao lado olhando para mim, com um cigarro pendurado entre os lábios. Acenei para ele, atravessando a grama densa até a casa de Reggie. Dei um grito quando meu pé direito pisou num buraco que eu não tinha como ver. O vizinho riu de mim. Me recompus, caminhei até a porta da frente do trailer e toquei a campainha.

– Não funciona, querida! – gritou o vizinho.

Bati na porta e ouvi um latido lá dentro.

– Quieto, Max – ouvi por trás da porta fechada.

Segundos depois, uma mulher de 50 e poucos anos, trajando um vestido preto, abriu a porta. Trazia os cabelos pretos penteados atrás das orelhas. Quando se abaixou para pegar Max pela coleira, o penteado se desfez.

– Desculpa – disse ela enquanto Max se acalmava.

O cão balançava a cauda peluda sem parar, como se espera de um golden retriever.

– Ah, estou acostumada – falei. – Prazer, meu nome é Hadley.

– Prazer, eu sou a Lisa. Reggie está bem aqui.

Ela me levou até a sala, onde havia um sofá de couro sintético e uma mesa de centro cheia de revistas, cigarros e embalagens de comida. A TV de tubo que ficava numa velha estante de madeira estava sem som; na tela, um programa de variedades. Bem diante da TV estava Reggie, sentado numa poltrona reclinável. Usava uma camiseta branca simples e calças de pijama com a cintura esticada, quase não cabendo mais na barriga inchada. Esse tipo de inchaço é conhecido como ascite e é um sintoma característico do câncer de fígado.

Lisa se aproximou e sacudiu suavemente Reggie até acordá-lo. Ele pareceu confuso, até que seus olhos pousaram em mim.

– Será que você finalmente está realizando meu último desejo? – perguntou à esposa.

Fiquei até emocionada ao constatar sua gratidão pelos cuidados paliativos, mas a esposa o conhecia bem.

– Pode ir parando, Reggie. É sério – repreendeu ela.

– Você contratou uma stripper só para mim? – perguntou ele assim mesmo, e depois riu.

Arregalei os olhos. Não tinha a menor ideia de como reagir. Olhei de relance para meus trajes e vi o mesmo jaleco folgado e os mesmos tênis que eu sempre usava.

– Ele está confuso – interferiu Lisa rapidamente, tentando explicar o comportamento do marido. – É da doença.

Relevei. Um ano antes, o assunto teria rendido, mas eu já estava calejada.

– Preciso avaliá-lo para ver se você se qualifica para nosso atendimento de cuidados paliativos. Tudo bem? – perguntei a ele.

– Claro, precisamos de ajuda. Agradecemos muito – respondeu Lisa antes que Reggie pudesse abrir a boca de novo.

Coloquei a maleta de enfermagem no chão e peguei o tablet.

– Certo, primeira pergunta. Pode me dizer seu nome?

– Reggie Bush. Não dá para perceber? Sou a cara dele – respondeu Reggie, com uma careta.

– O sobrenome que está aqui é outro – repliquei.

– Ah, você não tem senso de humor! – reclamou ele. – Já respondi a essas perguntas um milhão de vezes e acabei de sair do hospital. Meu nome é Reggie. Estamos em janeiro. O que mais você precisa saber?

Assinalei dois dos três itens do questionário indicando que ele tinha noção de "identidade" e "tempo", mas precisava saber se ele estava ciente do "lugar".

– Você sabe onde está agora?

– Sim, no Inferno – respondeu categoricamente, depois estendeu a mão para a mesa ao lado e pegou a latinha de Bud Light, suspirando. – Estou em casa. Esta é minha esposa, Lisa. Este é o meu cachorro, Max. Foi este troço aqui que me colocou nessa condição – continuou ele, erguendo a latinha de cerveja e propondo um brinde, para depois jogar a cabeça para trás e acabar de bebê-la.

Assinalei o item "lugar", indicando que ele sabia muito bem onde estava. Tirei da maleta a lanterna para iniciar a avaliação física. Eu sempre começava a examinar o paciente pela parte superior do corpo, da cabeça aos dedos dos pés, para não deixar passar nada. Notei que o branco dos olhos de Reggie estava amarelado – sinal de doença hepática avançada. Seus braços estavam finos e com a pele flácida, um indício de que já havia sido musculoso.

– Você trabalhava em quê? – perguntei para quebrar o gelo.

– Construção.

– Aposto que trabalho era o que não faltava. É só piscar que surge um novo empreendimento.

– Quem não quer morar na praia? – disse ele. – Lisa e eu nos mudamos para cá quando ainda era uma vila de pescadores. Não tinha nada aqui naquela época. É por isso que temos esta propriedade. Todas as construtoras já tentaram comprá-la, mas eu simplesmente não quis vender, mesmo porque, se eu vendesse pelas centenas de milhares que me oferecem, para onde iria? Não conseguiria comprar nada por aqui com esse dinheiro.

– Eles querem que a gente saia da cidade, Reggie. Essa é a questão – gritou Lisa da cozinha ali perto. – Nos tratam como lixo.

– Pois então não venda, Lisa. Está me ouvindo?

– Vou deixar o terreno para quem, então? Não temos filhos, nem parentes.

– Deixa para ela – respondeu ele, apontando para mim com

a lata de cerveja enquanto eu tirava a fita métrica da maleta de enfermagem.

Lisa revirou os olhos. Para mim ficou claro que essa discussão era recorrente e que não chegavam a um consenso.

– Acho que seu vizinho não ia gostar – falei, brincando.

– Ele não gosta de ninguém – disse Reggie, dando um gole numa segunda cerveja que Lisa devia ter dado a ele enquanto eu vasculhava a maleta.

Eu me afastei para ligar para o Dr. Kumar e pedir autorização para a admissão. Felizmente, o vizinho não estava mais na varanda.

– Oi, estou dirigindo e não posso ver imagens, só para você saber – já foi logo esclarecendo o Dr. Kumar assim que atendeu.

– Não tem problema. É coisa rápida.

Fiz um breve resumo do caso de Reggie. Quando mencionei que ele tinha ascite, o Dr. Kumar me interrompeu.

– É muito grave?

Consultei a parte da ficha sobre as medições, mas percebi que havia me distraído conversando com Reggie e Lisa e esquecido de medir. Senti meu rosto corar.

– Desculpa, eu me esqueci de medir. Vou fazer isso agora mesmo e já ligo de volta.

– Hadley, eu sei que você é uma boa enfermeira. Não tem problema. Somos uma equipe. Descreva para mim.

Comecei a falar, mas me deu um branco na hora e entrei em pânico porque não conseguia pensar em nenhuma maneira médica ou profissional de descrever o aspecto da barriga de Reggie.

– Eu... eu não sei. Posso fazer a medição e ligar de volta em dois minutos.

– Ele parece grávido? – perguntou o Dr. Kumar.

Era exatamente o que eu estava pensando, mas não tinha coragem de dizer.

– Sim, de nove meses.

– Ele não deve ter mais muito tempo, a julgar pelo resultado dos exames e pela sua avaliação. Pode admiti-lo e dizer que sinto muito – disse o Dr. Kumar.

Concordei, desliguei o telefone, respirei fundo e voltei para a casa de Reggie e Lisa.

– Nosso médico autorizou a admissão no programa – informei ao casal.

Como se tivesse me entendido, Max se aproximou de Reggie e apoiou a cabeça no colo do tutor.

– À morte! – brindou Reggie, bebendo o último gole da lata de cerveja.

✻

No sábado, acordei com o sol entrando pela janela. Olhei o celular e vi uma mensagem de Kelly me convidando para fazer as unhas no salão. A semana tinha sido difícil no trabalho e tudo que eu queria era me deitar no sofá para assistir a um reality show. Isso me distraía do que estava acontecendo na minha vida.

"Hoje não, mas da próxima eu vou, com certeza!", escrevi de volta.

Eu tinha algumas horas para relaxar antes da festa de aniversário de outra amiga, e depois iríamos jantar na casa dos pais de Chris.

Assisti a alguns episódios, embrulhei o presente da minha amiga e me preparei para a noite. Apesar de ainda estar frio lá fora, coloquei uma calça jeans e uma camiseta rosa – na casa dos pais de Chris, o aquecimento estava sempre ligado, o que não impedia que Babette sentisse frio o tempo todo. Joguei por cima meu velho suéter cinza felpudo e me olhei no espelho. Não era meu melhor look, mas dava para o gasto.

Chris foi logo me elogiando quando entrou no quarto, dizendo que eu estava linda. Ele estava mais arrumado que o normal.

Sempre caprichava quando íamos encontrar meus amigos, e eu adorava isso nele.

Ficamos mais ou menos uma hora na festa, nos despedimos e fomos para a casa dos pais dele. Quando chegamos, Chris pegou o celular e disse:

– Eles ainda não chegaram do supermercado. Vamos dar uma volta enquanto eles não chegam? – sugeriu, apontando para o píer ali perto.

– Ótima ideia – concordei.

Era o momento perfeito, com o sol prestes a se pôr.

De mãos dadas, fomos até o píer, onde um lindo veleiro estava amarrado, balançando na água. Chris me levou até o barco.

– Não podemos fazer isso – sussurrei para ele, rindo.

Ele se virou para mim e sorriu quando o capitão apareceu e disse:

– Bem-vindos, Chris e Hadley!

Passeamos um pouco pela baía antes de atracar numa das nossas praias isoladas favoritas. De repente, percebi por que Kelly havia me convidado para ir ao salão naquela manhã. Eu sorria sem parar, saboreando cada segundo até o grande momento.

Saímos do barco e caminhamos pela areia até as pedras. Ao subirmos nelas, como já havíamos feito tantas vezes antes, Chris se ajoelhou.

– Hadley, eu ficaria honrado de passar o resto da vida com você e Brody. Quer casar comigo? – perguntou, sorrindo para mim.

– Sim! – exclamei, sem hesitar.

Depois de curtirmos aquele momento, voltamos para o barco. O sol já havia se posto, mas eu ainda conseguia ver o brilho nos olhos de Chris e adivinhei que a noite ainda não havia terminado.

– Mais uma surpresa – disse ele, apertando minha mão.

Atracamos no Louisiana Lagniappe, um restaurante à beira-mar, e nos despedimos do capitão. Mas a surpresa não era o jantar.

– *Parabéns!* – ouvi vozes gritarem quando entramos.

Olhando ao redor, percebi que todos os nossos familiares e amigos estavam lá. Fiquei surpresa ao abraçá-los, mas o que mais me chocou foi ver minha mãe.

– Como assim, mãe? Acabei de falar com você pelo telefone! Você estava no Texas! Você sabia?

– Sabia, mas fingi que não – respondeu ela, comovida. – Chris planejou isso há muito tempo. Estou muito feliz por vocês dois.

Eu me aproximei de Babette, que admirou meu anel de noivado e me disse que estava muito feliz pelo casal.

– Sei que é cedo, mas vocês já estão pensando em alguma data específica? – perguntou ela.

– Bem, sonhei a vida inteira com o dia do meu casamento. Acho que vou querer planejar com calma. Talvez no ano que vem – falei, dando de ombros, sem pensar na doença de Babette.

– É um belo plano – foi sua resposta sincera.

Um instante depois, senti a mão de Chris no meu ombro. Ele me entregou uma taça de champanhe e ficamos ouvindo as pessoas, inclusive os pais dele, declararem seus votos de felicidade para nosso futuro. Cada discurso terminava com taças erguidas e um brinde:

– Saúde!

※

Na segunda de manhã eu estava exausta mas feliz, ainda animada com as celebrações inesperadas do fim de semana. Peguei uma xícara de café enquanto meus colegas repassavam as notícias na reunião diária pelo viva-voz. Me apoiei na bancada da cozinha, admirando o anel de noivado. Eu nunca usava joias, mas estava adorando a novidade.

– Já atendi Reggie várias vezes – informou Jenna, a enfermeira do fim de semana. Comecei a prestar mais atenção. – Ele está passando por um momento difícil. Muita dor e um pouco de confusão. A esposa não lida bem com isso. Ela pediu RCP.

Fiz uma careta. Aquilo significava que, se Reggie parasse de respirar, em vez de declarar a hora do óbito, seríamos obrigados a ligar para a emergência e tentar a reanimação cardiopulmonar. Quando assinaram a papelada durante a admissão, Reggie e Lisa concordaram com a ordem de não reanimar, mas pelo visto Lisa mudara de ideia. Decidi vê-los logo pela manhã.

※

Chegando à casa de Reggie, avistei novamente o vizinho na varanda. Sorri e acenei.

– Reggie vai morrer? – gritou ele para mim.

Não pude fingir que não estava ouvindo, por mais que quisesse.

– Não posso compartilhar nenhuma informação médica. É ilegal – respondi.

– Eu faço um monte de coisas contra a lei – rebateu ele. – Nunca fui pego.

– Bem, eu tenho uma criança em casa que depende de mim. Não posso me dar ao luxo de perder meu emprego nem de ir presa.

Não sei por que eu estava revelando aquilo a um estranho – aliás, nem sei por que dei continuidade à conversa.

– Tenha um bom dia – falei, batendo à porta do trailer.

Dessa vez, Lisa não estava tão bem-arrumada quanto da última vez que a vira. Max saiu correndo atrás dela e passou por mim.

– Isso, seja atropelado por um carro! Nem vou ligar! – gritou Lisa.

Percebi que ela estava no limite de suas forças.

– Max, aqui! Comida! – chamei.

Foi o que bastou. Ele subiu as escadas e abanou o rabo, aguardando a recompensa. Fiz carinho na cabeça dele e peguei a barra de cereal que não havia comido no café da manhã. Antes, porém, olhei para Lisa em busca de aprovação. Ela concordou.

– Obrigada – agradeceu, e caiu no choro.

Fechei rapidamente a porta para não deixar Max sair de novo.

– Ouvi dizer que foi um fim de semana difícil. Temos opções.

– Foi o que a outra enfermeira me disse, mas minha resposta continua sendo não. Não para a casa de repouso, não para o cuidador voluntário, não para a morte. Não estou pronta.

– Entendi, então que tal a seguinte opção? Tome um banho e relaxe enquanto eu fico aqui avaliando Reggie. Sem pressa.

– Está bem – respondeu ela, relaxando. – Está bem.

Lisa foi para o quarto e eu voltei minha atenção para Max, que estava deitado no chão, perto da poltrona reclinável de Reggie.

– Seja um bom menino, ouviu? – pedi ao cão.

Ele olhou para o tutor como se quisesse saber a opinião dele, mas Reggie dormia profundamente. Ouvi o barulho do chuveiro e toquei de leve no braço de Reggie para acordá-lo. Não funcionou, então tentei chamá-lo pelo nome com todo o cuidado. Não queria assustá-lo, mas, quando tentei sacudi-lo gentilmente, Max latiu alto para mim, acordando Reggie.

– O que... o que houve? – perguntou, assustado.

– Oi! Sou eu, a Hadley!

– Ah, sim, sei quem é você – murmurou ele, relaxando na poltrona.

– Posso fazer umas perguntas?

– Manda ver – respondeu, voltando a fechar os olhos.

Reggie aparentava estar bem, mas eu precisava saber se ele estava confuso ou não.

– Sabe me dizer seu nome?

– Que pergunta idiota. A próxima.

A resposta não era incomum, então decidi passar para a próxima questão e voltar à primeira depois.

– Sabe onde você está agora?

– Sim, em Mexia, Texas.

Levantei o olhar do tablet para ver se Reggie estava brincando, mas aparentemente não estava. Nós com certeza não estávamos em Mexia ou em qualquer lugar próximo ao Texas.

– Sabe em que ano estamos?

– 1977 – respondeu, como se fosse óbvio. – Minha avó disse que eu preciso me apressar.

– É mesmo? Para onde você vai?

– Não sei. Minha avó é do tipo que manda e você só obedece – respondeu ele.

– Entendi. Você viu sua avó ou ela ligou para você?

– Que pergunta mais estranha. Ela está bem aqui – falou ele, apontando para a esquerda com o polegar. – Mais alguma coisa ou posso voltar a dormir?

– Acho que é tudo.

Concluí a avaliação e guardei o tablet assim que Lisa voltou para a sala, revigorada. Sorri para ela e perguntei se poderíamos conversar em outro lugar para Reggie poder dormir. Ela respondeu que sim e me levou para uma varanda coberta nos fundos, de onde podíamos ficar de olho nele.

– Então, ele está vendo a avó que já morreu, é isso?

– Sim, e os pais também – acrescentou ela, acendendo o cigarro e me oferecendo um, que recusei.

– O que você acha disso?

– Os médicos disseram que ele pode ficar confuso – respondeu ela, dando uma longa tragada.

– Olha, quero que saiba que odeio essas conversas tanto quanto você. Quando o paciente começa a demonstrar confusão mental ou a ver entes queridos que já se foram, isso indica piora do quadro. – Fiz uma pausa antes de acrescentar com delicadeza: – Ouvi dizer que você deseja que o reanimemos quando ele morrer. Podemos tentar, mas quero ter certeza de que é isso que você realmente quer.

Lisa suspirou, sem fazer contato visual comigo e dando outra tragada no cigarro.

– Não quero que meu marido morra.

– Eu sei. – Fiz uma pausa, pensando em como conduzir aquela conversa. Até que me lembrei das palavras de Steve. – Se ele morresse em breve, o que você consideraria uma boa morte?

Dessa vez, Lisa me olhou diretamente nos olhos e respondeu:

– Não sei. Acho que eu ia querer segurar a mão dele, declarar meu amor por ele.

– Exato – falei. – Quero que você saiba que, se optarmos pela RCP, terei que chamar a ambulância e iniciar a reanimação imediatamente. A ambulância vai levá-lo para o hospital e as chances de ele sair de lá são mínimas. Ele pode até sair, mas é muito improvável.

– Entendi – respondeu Lisa com a voz fraca.

Pela janela de vidro olhei para Reggie, que continuava dormindo profundamente com Max ao lado.

– Você não precisa tomar nenhuma decisão agora, mas talvez seja bom pensar nisso. Estou aqui para ajudá-la, mas não quero me intrometer.

– Não estou acostumada a fazer escolhas. Acho que nunca tomei uma única decisão na vida. Reggie e eu estamos juntos desde a adolescência e ele sempre tomou a frente de tudo. Depois, ele ficou doente e fomos sendo empurrados de um lado para o outro como gado: exame aqui, consulta médica ali, consulta com outro especialista na cidade tal...

Assenti enquanto Lisa falava. Era uma situação muito parecida com a de Babette. Lisa não fazia ideia de quanto eu realmente a entendia.

– Bem, reflita sobre o assunto – aconselhei.

Lisa fez que sim e voltamos para dentro da casa. Eu me despedi de Reggie, que voltou a dormir logo em seguida, e fiz um carinho na cabeça de Max antes de sair.

※

Em casa, por volta das sete da noite, eu estava preparando o molho do espaguete quando o celular tocou. Apoiei a colher na pia e atendi.

– Alô, aqui é a enfermeira de plantão.

– Oi, aqui é a esposa do Reggie, Lisa. Acho que ele está morrendo.

Passei o telefone para a outra mão e disse:

– Oi, Lisa. É a Hadley. Já estou indo.

– Ah, graças a Deus! – exclamou ela. Ouvi o alívio em sua voz.

Desliguei o telefone e saí pela porta cinco minutos depois, passando por alto as instruções para Chris terminar o molho.

Pouco mais de meia hora depois, cheguei à casa de Reggie pela segunda vez naquele dia. Com cautela, caminhei pela grama, com medo de pisar em algum buraco de novo. Como a porta estava entreaberta, dei uma olhada para dentro enquanto batia. Não havia ninguém na sala.

– Lisa? É a Hadley! – chamei.

Lisa apareceu e me levou pelo corredor até o quarto deles, onde Reggie estava deitado na cama. Sua respiração era alta e ruidosa. Max se deitou ao lado dele e choramingou.

– Ele tomou morfina? – perguntei.

– Sim, há alguns minutos. Tenho dado morfina a ele regularmente.

– Você está fazendo um trabalho incrível – garanti. – O que ele gostaria que fizéssemos? Há quem goste de orações, de incenso ou velas, de música...

– Bem, ele acha que não existe nada após a morte, então nada de oração. E não temos vela aqui em casa.

– E música? – perguntei.

– Country – respondeu ela, olhando para o marido com carinho. – Ele gosta de música country.

Procurou no velho rádio despertador sobre a cômoda uma estação que estivesse tocando sucessos atuais de música country.

– Lisa – falei –, está quase na hora. Quer que eu faça RCP quando ele partir?

Ela me ignorou e segurou a mão do marido, acompanhando a canção que tocava no rádio. Eu a observei pentear o cabelo dele para trás e dizer como o amava. Senti meu coração acelerar quando ouvi a respiração dele ficar mais fraca, sabendo que logo cessaria, mas ainda na dúvida sobre o que Lisa queria que eu fizesse quando chegasse a hora dele. Se ela optasse pela reanimação, eu teria que iniciar o procedimento imediatamente.

– Se houver vida após a morte, você me mandaria um sinal, meu amor? – pediu ela ao marido.

Observei a respiração dele, superficial. Às vezes não temos certeza se a respiração de alguém será a última, mas há momentos em que sabemos que será. Eu sabia que aquele era o último suspiro de Reggie.

– Lisa – chamei.

– Não. Não faça nada – disse ela, sem largar a mão dele.

Não me mexi. Naquele momento, o locutor do rádio anunciou que a próxima canção era "um pedido especial para uma pessoa especial".

– Randy Travis! – exclamou Lisa ao ouvir a voz do cantor. – Foi essa a música que dançamos no nosso casamento.

Arrepios percorreram minha espinha de cima a baixo.

– "Forever and Ever, Amen". Ele a escolheu para ser nossa primeira dança. – Lisa fez uma longa pausa. – Como funciona o "para sempre" depois que a pessoa morre? – perguntou ela, limpando o nariz com a manga da camisa e se levantando. – Pode pedir para virem buscá-lo. Vou ficar lá fora, na varanda.

Fiquei chocada com a reação dela. Assim que ela saiu, fiz o que costumava fazer: auscultar o coração, arrumar o paciente e ligar para a funerária. Max ficou o tempo todo com a cabeça no colo de Reggie.

Logo bateram à porta. Cumprimentei os funcionários da funerária – Dave e Sam –, que eu já conhecia. Lisa entrou quando os ouviu chegar e nos seguiu até o quarto. Estava apática, completamente desprovida de emoção.

Dave preparou a maca e foi buscar o corpo de Reggie, mas deu um salto quando Max se lançou sobre as pernas do tutor e começou a rosnar. Eu nunca tinha visto Max rosnar antes. Era como se ele soubesse.

– Max! – gritou Lisa antes de agarrá-lo pela coleira e levá-lo para fora.

Dave e Sam transferiram Reggie para a maca e o cobriram com um lençol antes de transportá-lo para o carro. Voltei ao quarto para verificar os lençóis. Às vezes, quando são levados, os pacientes deixam manchas que podem causar certo incômodo, por isso sempre coloco os lençóis na máquina de lavar antes de sair. Max já estava de volta à cama, ofegando e grunhindo, como num lamento. Os lençóis pareciam limpos, então, em vez de colocá-los para lavar, tentei acalmar Max, acariciando sua cabeça, mas de nada adiantou. Depois de alguns minutos, procurei Lisa para me despedir e a encontrei na varanda dos fundos, fumando. Saí e fechei a porta atrás de mim, sem saber o que fazer ou dizer.

– Nunca gostei de beber – disse ela. – Mas toda vez que ele era promovido no trabalho, ou íamos a uma festa ou casamento, sentíamos necessidade de tomar algum drinque.

Eu me sentei para mostrar que estava ouvindo e não tinha pressa.

– Foram muitas comemorações, eu acho.
– Que bom – observei, hesitante.
– É, mas isso acabou gerando um problema real. E agora esse problema real fez com que eu ficasse sozinha aos 50 e poucos anos. Nunca fiquei sozinha. O que faço agora?
Eu não soube responder.
– Bem, temos um grupo de apoio que se reúne toda semana – tentei.
Observei as árvores que ao longe, no campo, balançavam levemente com a brisa. Lisa sorriu para mim.
– Você é um amor. Não estrague sua vida como fizemos – disse ela, apagando o cigarro.
– Gostei muito de cuidar do Reggie. Você cuidou dele muito bem. De verdade.
– Obrigada – respondeu ela, sorrindo. – Chegou a hora da despedida.
– Bem, te vejo em breve – tentei de novo.
Informei que Steve organizava reuniões semanais de apoio a enlutados e que ele ficaria à disposição dela durante o ano seguinte.
– Obrigada por tudo, Hadley. Adeus.
Entendi a deixa e peguei minhas coisas, acenando em despedida e dando um tapinha na cabeça de Max quando saí.

※

Depois de quarenta minutos dirigindo, cheguei em casa e me deitei na cama, exausta. Não estava satisfeita com o desfecho do caso e com a situação de Lisa. Peguei o celular para enviar uma mensagem a ela, o que não viola explicitamente as regras, mas também não é algo que costumamos fazer.
"Meus pensamentos estão com você. Ligo amanhã", digitei e enviei. Vi que a mensagem havia sido entregue e coloquei o aparelho para carregar antes de dormir.

No dia seguinte, ao acordar, olhei o celular e não vi resposta. Fui até a sala, onde Brody estava brincando com seus caminhõezinhos no chão enquanto Chris tomava café.

– Ei, andei pensando: que tal pedir ao Steve para celebrar nosso casamento? – perguntou Chris.

Eu já havia pesquisado quem poderia fazer a cerimônia, mas nada me agradara em especial. Adorei a ideia de chamar uma pessoa próxima para celebrar nosso matrimônio.

– Eu ia amar! – exclamei, me inclinando para beijar Brody. – Vou fazer o convite na reunião que teremos hoje.

⚜

Fui a primeira a chegar à nossa reunião semanal, na qual todos os departamentos debatiam juntos o caso de cada paciente. Assim que me sentei, Steve apareceu e me cumprimentou com afeto. Exatamente a pessoa que eu queria encontrar.

– Oi! – falei. – Então, Chris e eu estávamos conversando hoje e ficaríamos honrados se você celebrasse nosso casamento. Você topa?

– Seria uma honra – respondeu ele, com um sorriso.

– Obrigada – sussurrei baixinho enquanto os outros membros da equipe iam entrando na sala.

Fui a primeira. No meio da minha fala, a recepcionista interrompeu a reunião, algo que nunca tinha feito antes.

– Travis – chamou, fazendo um gesto para indicar que se tratava de um telefonema –, é urgente.

Travis saiu da sala e continuei meu relato.

Quando voltou, colocou a mão no ombro de Steve e fez sinal para que ele o acompanhasse. Eu estava confusa, mas tentei me concentrar na fala de uma colega, que mencionava um paciente em rápido declínio cuja família precisava de apoio.

Travis e Steve saíram e continuamos com as atualizações

sobre mais dois ou três pacientes, até que Steve finalmente voltou e disse:

– Sinto muito interromper, mas precisamos falar com você, Hadley.

Senti os olhares se voltarem para mim quando me levantei. Saí e fechei a pesada porta da sala de conferências atrás de mim, sem saber o que me esperava.

– Hadley – disse Steve –, é sobre Reggie.

Na mesma hora repassei mentalmente os acontecimentos da noite anterior, imaginando o que poderia haver de errado. Não consegui pensar em nada. A morte de Reggie fora tranquila, a esposa não me pedira que o reanimasse e eu tinha visto a funerária levar o corpo dele. Tinha até concluído o relatório e o enviado à noite.

– Você conhecia a esposa dele, Lisa? – Steve me perguntou.

Hum..., pensei. *Deve ser a mensagem que enviei para ela.* Talvez tenha sido inadequada mesmo.

– Bem, só mandei a mensagem para mostrar que alguém se importava com ela – expliquei.

Travis e Steve se entreolharam, claramente confusos, e então Steve se voltou para mim e revelou:

– Hadley, Lisa se matou ontem à noite. A polícia acha que foi logo depois que você saiu.

Incrédula, absorvi as palavras aos poucos. Sentia o olhar de ambos sobre mim, mas tudo que pude fazer foi balançar a cabeça de um lado para o outro. Passado um minuto, olhei para Steve e disse:

– Eu deveria saber. Eu deveria ter feito alguma coisa. A culpa é minha.

– Ela falou em suicídio? – perguntou Travis.

– Não, mas eu fui a última pessoa a estar com ela. Eu deveria ter imaginado, certo? – perguntei, nervosa.

Steve olhou para Travis, indicando que ele cuidaria do assunto. Colocou a mão no meu ombro e disse a Travis:

– Voltamos já. É melhor pedir a outra enfermeira para assumir os pacientes dela hoje.

Assim que Travis se foi, eu me virei para Steve.

– Preciso ir até a casa deles. Ela não morreu. Isso não pode ter acontecido – implorei.

Steve suspirou em resposta.

– Tenho uma ideia melhor – falou ele. – Vamos a outro lugar.

Concordei, derrotada, e o segui até o carro. Depois de uns dez minutos, viramos numa velha estrada de terra e reconheci para onde estávamos indo. Steve estacionou o carro e desligou o motor.

– Vamos? – perguntou ele.

Eu estava confusa sobre o motivo de estarmos ali, mas concordei. Não havia uma nuvem no céu. Meus passos levantavam poeira ao meu redor. Tomei cuidado para não pisar no túmulo de ninguém. Steve me levou até um banco de cimento à sombra de uma árvore e nos sentamos. Eu sabia exatamente onde estávamos e não queria olhar para a lápide. Não me sentia digna de estar diante dos túmulos de Carl e Anna.

Passados alguns instantes, Steve disse:

– Encontrei a esposa do Carl aqui outro dia para fazermos uma oração.

Olhei para ele. Não sabia que eles mantinham contato.

– Olhando ao redor – continuou ele –, notei uma coisa que acho que você deveria ver também. Dê uma olhada nas lápides.

Examinei o cemitério; à minha frente, os nomes de muitos pacientes de quem eu havia cuidado.

– São pessoas que eu amo – declarei, aos prantos.

– É muita coisa, Hadley. Você ajudou todas essas pessoas a fazerem uma passagem pacífica. Mas é também um fardo muito pesado para você. Talvez seja hora de buscar uma terapia. Não porque tenha algo errado com você, mas porque você é uma boa enfermeira e não quero que chegue à exaustão.

– Hoje estou me sentindo a pior enfermeira do mundo.

Steve colocou o braço em volta de mim, me abraçando.

– Eu sei, garota. Dias melhores virão, certo?

– Veremos. – Foi só o que respondi.

CAPÍTULO OITO

Lily

Queria não precisar de ajuda. Queria poder me desconectar dos sentimentos ruins. Queria ser a noiva perfeita, que segurava a mão de Chris e o confortava durante a doença de Babette; a mãe dedicada que preparava lanches dignos do Pinterest para os coleguinhas de Brody; a melhor amiga que lembrava o aniversário de todo mundo e organizava as festas; e a enfermeira que trabalhava em tempo integral e lidava com todos os pacientes com a habilidade e a facilidade de uma malabarista do Cirque du Soleil.

Na primeira sessão que tive com a terapeuta recomendada por Steve, poucas semanas após a morte de Reggie e Lisa, tentei pintar essa imagem de mim mesma. Mas não colou, o que me deixou pouco à vontade. Minha intenção era fazer uma ou duas sessões para lidar com a situação específica que me levara até ali, mas logo ficou claro que ela tinha outros planos.

Ela começou nossa primeira sessão com a seguinte pergunta:

– Como é seu relacionamento com seus pais?

– Minha mãe é ótima, mas está morando no Texas, então não nos vemos muito. Meu pai...

Interrompi minha fala e olhei pela janela, para um pássaro azul na árvore lá fora, pensando por um instante em Carl.

– É complicado – continuei. – Meus pais se divorciaram quando eu tinha 17 anos, e meu pai e eu passamos anos sem nos falar até nos reconciliarmos. Mesmo assim, gostaria que minha infância tivesse sido diferente.

– Em que sentido? – perguntou a terapeuta.

Como se pode resumir a própria infância? Houve partes boas e partes horríveis, algo que eu imaginava se aplicar à maioria das pessoas. Dei de ombros.

– Meus pais deveriam ter se divorciado bem antes. Eles brigavam o tempo todo. Mas muitos casais se divorciam, é normal.

– Se tivesse que classificar as brigas dos seus pais numa escala de zero a dez, sendo dez a pior, que nota você daria a eles?

– Dez – respondi imediatamente.

– Isso não é normal – disse ela, sem tirar os olhos de mim enquanto eu me mexia na poltrona. – Falando nisso, como está seu relacionamento com seu noivo?

– Ótimo! Também brigamos, é claro, mas ele é um cara maravilhoso. Finalmente não me sinto mais mãe solo. A mãe dele está muito doente, por isso passamos muito tempo com a família dele.

– E como você se sente em relação a isso?

Eu não gostava nem um pouco de me sentir tão vulnerável. Queria sair dali correndo, mas me acalmei e tentei manter a compostura.

– É difícil – respondi com sinceridade. – Amo meu noivo e amo a família dele. Sou grata a eles e à forma como aceitaram a mim e ao meu filho. Mas é difícil ficar esperando uma pessoa morrer. É como se estivéssemos colocando a vida em suspenso, e isso é estressante. Quando penso nisso, me sinto uma pessoa horrível, em comparação com o que Chris e a família estão passando. E eu também amo a mãe dele. – Fiz uma pausa antes de continuar. – Sou enfermeira e me especializei em cuidados paliativos. Vejo famílias cuidando de entes queridos e lidando com a perda o tempo todo. Sei que é difícil e estressante para todos os envolvidos. Mas nem por isso é mais fácil lidar com a situação quando se trata de alguém da própria família.

A terapeuta assentiu.

– Você e seu noivo brigam por causa disso?

Olhei para ela sem entender nada.

– Vou partir do pressuposto de que você não aprendeu a brigar – disse ela, rabiscando algo no bloco de anotações.

– Como assim?

– Você não teve um exemplo saudável de como lidar com desentendimentos num relacionamento amoroso, certo?

Fiz que sim com a cabeça. Não esperava que a conversa tomasse esse rumo.

– Podemos trabalhar isso. Não tem problema. Sei que foi sua profissão que te trouxe até aqui, mas acredito que devemos tratar a pessoa como um todo, não apenas partes isoladas.

Soltei um suspiro de alívio e me senti melhor sabendo que ela tinha um plano.

※

Na sessão seguinte, ao voltar ao consultório da terapeuta, eu estava mais relaxada.

– Hoje vamos falar sobre suicídio – anunciou ela, com todas as letras.

Toda a minha confiança desapareceu. Nervosa, engoli em seco e peguei minha garrafa de água. Por mais que tentasse evitar, eu continuava sentindo uma culpa imensa pela morte de Lisa. Era como se houvesse um elefante em cima de mim. Apesar de ninguém ter verbalizado isso, eu sentia que todos no trabalho me achavam uma péssima enfermeira por não ter conseguido evitar o desfecho.

– Na semana passada você me disse que se sentia diretamente responsável pelo ocorrido – continuou a terapeuta.

Assenti, dizendo em seguida:

– Se eu tivesse ficado lá, poderia tê-la impedido. Eu deveria ter ficado.

Ela se recostou na poltrona, levantou as sobrancelhas e retrucou:

– Você acha que tem esse poder?

Olhei para ela com curiosidade.

– Você não acha que, mais cedo ou mais tarde, ela teria se suicidado de qualquer maneira? – continuou a terapeuta.

Deixei essas palavras penetrarem minha mente. Ela devia ter razão, mas eu ainda acreditava que poderia ter feito alguma coisa.

– Que sinais você deixou passar? – perguntou ela. – Algum que teria feito você ficar mais um pouco?

– Não sei, mas tenho certeza de que houve algum sinal.

– Veja bem, nós sempre encaramos as coisas de maneira diferente quando olhamos para trás. – Ela se inclinou em minha direção e me fitou diretamente nos olhos. – Se eu lhe desse um sinal de que vou me ferir agora mesmo, você iria embora?

– Claro que não! – respondi no mesmo instante.

– Isso indica que você não tinha a menor ideia de que ela faria o que fez. Se tivesse, você teria ficado. Você não fez nada de errado, e duvido que ela gostaria de ver você se sentindo assim.

As palavras da terapeuta me trouxeram um alívio enorme. O grande peso que eu carregava estava começando a se dissipar. Talvez não o elefante inteiro, mas pelo menos uma das patas.

– Agora vamos mudar de assunto – disse ela, e seguimos em frente.

※

No dia seguinte, cheguei ao trabalho me sentindo um pouco mais leve.

– Bom dia! – cumprimentei Will, o voluntário que cuidara de Elizabeth no Natal.

De vez em quando ele aparecia na sede, geralmente para treinamento em informática ou algum outro tipo de procedimento administrativo.

– Oi! – respondeu ele. – Soube do que aconteceu com Reggie e a esposa. Sinto muito.

Seus olhos bondosos estavam fixos nos meus.

– Eu também. Foi horrível.

Ficamos em silêncio por alguns segundos, como se estivéssemos acolhendo a dor. Instantes depois, ele disse:

– Acho que vou ter mais contato com você agora, não?

Olhei para ele, confusa. Will ergueu as sobrancelhas quando percebeu que eu ainda não sabia da notícia.

– Uma das enfermeiras está tirando licença para cuidar do neto recém-nascido, e a outra acabou de entregar o aviso prévio – informou ele.

Resmunguei baixinho. Eu já trabalhava de segunda a sexta, das 8h às 17h, pegava Brody na creche, preparava o jantar, colocava meu filho para dormir e ainda terminava os relatórios antes de pegar no sono – geralmente no sofá, exausta. Em nossa última reunião, nos disseram que talvez pudéssemos contratar outra enfermeira em breve, mas, por enquanto, éramos apenas nós três, trabalhando em tempo integral, correndo de um lado para outro, tentando cuidar de cinquenta pacientes. E agora, sem as duas enfermeiras da noite, parecia que nós três teríamos que fazer um rodízio de noites também.

Eu esperava que Travis tivesse uma solução para as enfermeiras de plantão. Aparentemente, ele não tinha.

– Então, em breve não teremos enfermeiras para o plantão noturno – foi como Travis iniciou nossa reunião semanal.

Troquei olhares com minhas colegas, me remexendo na cadeira.

– Já anunciamos as vagas – continuou Travis –, mas até agora não apareceu ninguém e...

– Então nem é preciso dizer que não vamos aceitar pacientes novos, certo? – perguntou Jenna, interrompendo-o no meio da frase.

– Bem, não exatamente – respondeu ele. – A empresa gostaria que continuássemos aceitando novos pacientes e fazendo rodízio no plantão da noite.

– Deixa ver se entendi. Você quer que continuemos a trabalhar o dia inteiro, sem parar para o almoço; que passemos horas preparando os relatórios à noite em casa; e que, além disso, passemos a noite fora a cada três dias? Não estou achando graça nenhuma. Tenho pacientes para cuidar, e esta reunião poderia ter sido um e-mail – disse Jenna antes de se levantar, pegar suas coisas e sair.

Amanda e eu nos entreolhamos, chocadas. No fundo, eu gostaria de ter a confiança de Jenna, mas jamais questionaria a autoridade daquela maneira – pelo menos não em voz alta.

– Vamos tratar dos problemas noite a noite, por enquanto – disse Travis. – Hadley, hoje você fica de plantão.

Fiz que sim com a cabeça, sem ter escolha. Além disso, eu sabia que nossos pacientes precisavam de cuidados. Quando saí do trabalho, pouco antes das cinco, liguei para Chris explicando a situação e fiquei grata por ele estar disposto a tomar conta de Brody.

– Espero que estejam te pagando muito bem – comentou ele.

– Dois dólares por hora.

Ganhávamos dois dólares por hora para esperar o telefone tocar e, depois disso, recebíamos o valor cheio caso precisássemos ir à casa do paciente. Esperar o telefone tocar não exige muito, mas a vida fica em suspenso nesse meio-tempo e é preciso estar pronta para sair voando de casa assim que a demanda aparece.

– E isso está dentro da lei? – perguntou Chris, atônito.

– Você sabe que não vou reclamar e colocar meu emprego em risco.

– Você nunca dorme quando está de plantão. Não gosto de vê-la dormir mal com tanta frequência.

– Eu sei. Fico muito ansiosa – admiti. – Fico preocupada de não ouvir o telefone e ser demitida.

Embora eu não estivesse vendo Chris, senti a preocupação dele, apesar de seu silêncio.

– Mas vou ficar bem! – acrescentei em seguida, tentando me manter otimista. – Afinal, não tenho muita escolha.

※

Ao chegar em casa, senti a ansiedade aumentar, olhando o telefone pela milionésima vez para ver se não havia perdido nenhuma ligação. O celular ficou em silêncio enquanto eu preparava o jantar e dava banho em Brody. E continuou em silêncio enquanto eu preparava os relatórios e Chris assistia ao noticiário ao meu lado no sofá.

– Você já pensou em quantas madrinhas vai ter? – perguntou Chris.

– Ah, vou convidar pelo menos cinco amigas, e Summer será minha dama de honra. E você, quer ter quantos padrinhos?

– Quero seis. Que tal convidar Hannah? Você sempre fala dela com tanto carinho...

Hannah era uma de minhas amigas mais antigas e queridas. Tínhamos passado poucas e boas juntas. Mas ela se mudara para outro estado havia alguns anos e, na correria do dia a dia, não nos encontrávamos muito. Àquela altura, eu me sentia distante dela.

– Não temos nos falado muito desde que ela se mudou – respondi.

– Sim, mas vocês já passaram por muita coisa juntas. Pensa nisso.
– Quase não nos falamos mais – repeti, dando de ombros.

Olhei o telefone de novo; nada. Continuei elaborando os relatórios, mas minha cabeça não parava de pensar em Hannah e em convidá-la para ser minha madrinha. Éramos amigas desde os 14 anos, e a perda de Taylor Haugen nos unira no ensino médio. Mas o que Chris tinha em mente quando a mencionara era o apoio dela durante a gravidez de Brody. Eu falava disso com enorme carinho. Vários amigos meus se afastaram, mas ela não. Ligava todo dia para saber como eu estava. Fez hora extra para me ajudar a comprar o enxoval, por mais que eu dissesse que não precisava. Ajudou minha mãe a organizar meu chá de bebê, e fiquei com a impressão de que foi ela quem insistiu para que todos comparecessem.

No entanto, Hannah havia se mudado para a Carolina do Norte com o namorado e, desde então, não tínhamos nos falado muito. Eu levava uma vida corrida e, pelo que via nas redes sociais, ela também. Não pude deixar de sentir ciúme quando vi pelo Instagram os novos amigos que ela estava fazendo na Carolina do Norte. Parecia que a fila tinha andado.

– Preciso tomar um banho. Se o telefone tocar, você atende para mim? – pedi a Chris, lhe entregando o celular.

– E digo o quê?

– É só atender e dizer que estou no banho. Deve ser alguém da central de atendimento, uma outra enfermeira.

Enxaguando meu cabelo na água morna, comecei a sonhar acordada com nosso casamento. Depois de alguns minutos, finalmente senti o corpo relaxar, mas fui interrompida por Chris, abrindo a porta do banheiro para avisar que o telefone estava tocando.

Desliguei o chuveiro e alcancei a toalha, enxugando as mãos para pegar o aparelho.

– Alô? Preciso de ajuda – ouvi uma voz.

Era uma voz bem jovem. Embora a central de atendimento também devesse estar na linha, de vez em quando eles nos transferiam a ligação de um paciente e desligavam logo em seguida.

– Boa noite. Sou enfermeira. Em que posso ajudar?

– Estamos a uns vinte minutos de distância. Preciso que você venha aqui – disse a jovem antes de a ligação cair.

Fiquei olhando a tela do celular, confusa. Vesti meu jaleco e tentei ligar de volta, mas chamou, chamou, e ninguém atendeu. Eu não fazia ideia de quem precisava de mim nem do lugar para onde deveria ir. Tentei ligar para o número do plantão e, felizmente, rastreando o número do telefone, eles descobriram o nome da paciente que havia ligado: Lily Webster. Percorri uma longa lista de pacientes no tablet e cliquei no nome dela para ler a anotação mais recente da enfermeira, mas o prontuário estava em branco. Acessei meu e-mail de trabalho e procurei o nome dela.

"Olá, pessoal. Temos uma paciente que está vindo da Geórgia. Vamos acompanhá-la só por alguns dias. Foi uma viagem de última hora, mas a empresa de cuidados paliativos que a atende na Geórgia afirmou que ela está estável e provavelmente não vai precisar de nós. Vou anexar os documentos ao prontuário dela amanhã", dizia um e-mail da recepcionista. Portanto, Lily era uma paciente em trânsito.

Destin é uma cidade turística, por isso costumamos receber pacientes como Lily. Os pacientes em trânsito são atendidos por uma empresa de cuidados paliativos na cidade em que vivem; quando viajam, a empresa solicita que fiquemos de sobreaviso caso surja uma emergência. Em geral, são pacientes que não nos dão trabalho porque, quando estão muito doentes, as pessoas não têm disposição para viajar. Além disso, alguns estados americanos desaconselham viagens interestaduais a pacientes que correm risco de morte iminente, como aqueles em cuidados paliativos – embora, infelizmente, muitos só tomem conhecimento disso quando já é tarde demais.

Se esses pacientes precisam de atendimento, a coisa pode se complicar, pois geralmente não temos muitas informações sobre eles. O caso de Lily parecia ser uma emergência, e eu não dispunha de muitos dados. Entrei no carro e coloquei o endereço no GPS. Cheguei a um condomínio na praia e estacionei ao lado da piscina, pegando o tablet para ver a qual unidade eu deveria me dirigir.

– 3B, 3B, não se esqueça – repeti ao entrar no prédio.

As passarelas para a unidade ficavam do lado de fora e o vento que vinha do norte estava forte e gelado.

– Entre! – uma voz gritou quando bati à porta.

Entrei e na mesma hora senti um cheiro forte de produtos de limpeza. Havia uma cozinha grande em forma de U e duas malas pretas na porta que ainda não tinham sido desfeitas. Dava para ver meu reflexo nos janelões que certamente proporcionavam uma vista espetacular do mar durante o dia. No momento, porém, só espelhavam o caos à minha frente. Uma jovem de 20 e poucos anos andava de um lado para o outro, em pânico. Outra jovem, que presumi ser Lily, estava sentada no sofá com a cabeça apoiada na almofada; os braços pendiam ao lado do corpo. Ela usava um chapéu rosa e marrom de crochê, que, imaginei, servia para proteger a cabeça careca. Estava pálida e imóvel.

– Oi, sou a enfermeira – falei, caminhando em direção a Lily.

– Ela estava bem – disse a amiga, implorando por ajuda. – Me pediu para levá-la para ver o mar uma última vez. Entramos no carro, cantamos um pouco, compramos um lanche... Ela tirou um cochilo e, pouco antes de chegarmos, olhei para ela e ela estava assim.

Muitas vezes, as viagens exigem mais dos pacientes em cuidados paliativos do que eles mesmos ou seus acompanhantes poderiam esperar.

– Fiquei um pouco assustada, mas disse a Lily que estávamos quase chegando e tentei acordá-la. Ela não se mexeu. Falei mais alto, e nada. Comecei a gritar, e nada. Quando chegamos aqui, estacionei e corri para o lado do carona. Abri a porta e ela praticamente caiu do carro, como se fosse um saco de batatas. Tive que carregá-la no colo, como um bebê.

Os olhos da jovem estavam vermelhos de tanto chorar e o rímel havia manchado seu rosto.

– Qual é o seu nome? – perguntei, com delicadeza.

– Allison – respondeu ela, com a voz embargada.

– Certo, Allison. Vou examinar Lily para ver como ela está. Depois podemos pensar no que fazer, está bem?

Allison assentiu, mas continuou andando de um lado para o outro enquanto eu checava os sinais vitais de Lily.

A primeira coisa que notei foi que ela estava com dificuldade de respirar.

– Ela está tomando alguma medicação? – perguntei.

Allison foi buscar os remédios e voltou em menos de um minuto. Vasculhei a caixa até encontrar o frasco com o rótulo ROXANOL, um nome comercial de morfina. O frasco estava cheio.

– Ela tomou este aqui? – perguntei, presumindo que a resposta seria não.

– Não – confirmou Allison.

As instruções no frasco diziam que ela deveria tomar a dose mais baixa: 0,25 ml.

– Ela tem alguma alergia?

– Não faço ideia. Ela só queria ir à praia! – respondeu Allison, nervosa.

– Tudo bem, está tudo bem – falei calmamente.

Peguei o conta-gotas e dosei 0,25 ml. Depois despejei o conteúdo cuidadosamente na parte interna da bochecha de Lily. Assim o líquido seria absorvido na bochecha e ela não precisaria engolir.

– Será que isso não vai ser pior para ela?

– Não, vai ajudá-la a respirar, mas acredito que ela não tem muito tempo.

Allison parou de andar, ficou olhando para a frente e depois se virou para Lily. Após um momento em silêncio, correu para a cozinha e começou a vasculhar as gavetas. Eu não tinha ideia de como reagir ou do que dizer. Ajoelhei ao lado de Lily para ver se ela teria alguma reação adversa ao medicamento. Quase na mesma hora, Allison praticamente saiu correndo pela porta da frente.

Talvez ela precise de um tempo sozinha; deve ter sido difícil passar por isso, pensei. Voltei a olhar para Lily e vi seu peito subir e descer. A respiração estava superficial e irregular, os lábios quase tão lívidos quanto a pele. Ela devia ter minha idade, percebi. Fiquei imaginando o que teria acontecido. Desde quando ela sabia que estava morrendo? Tentei imaginar tudo que essa jovem havia passado antes de optar pelos cuidados paliativos.

Era hora de avaliar a frequência cardíaca. Em vez de usar o estetoscópio, decidi medir os batimentos pelo pulso. Virei a palma de Lily para cima. Uma tatuagem de ponto e vírgula me pegou desprevenida; tatuagens assim costumam indicar uma tentativa de suicídio malsucedida. Fiquei imaginando se Lily a havia feito antes ou depois do diagnóstico e pensei em como seria trágico se ela tivesse sobrevivido a uma tentativa de suicídio para acabar assim.

Esperei o ponteiro do meu relógio chegar a doze para começar a contar. Após os primeiros dez segundos, já estava claro que seus batimentos estavam bem fracos, instáveis e lentos. Continuei a contar, mas fui interrompida pela porta da frente se abrindo. Olhei para o lado e vi Allison vindo em nossa direção com um pote de areia nas mãos. Confusa e um pouco assustada, larguei o pulso de Lily e saí da frente quando Allison se aproximou.

Fiquei espantada quando Allison colocou o pote de areia no chão, perto de Lily. Em seguida, passou por mim e abriu todas as portas de vidro que davam para uma grande varanda. O ar pegajoso e salgado invadiu imediatamente o apartamento, e o silêncio que havia tomado o cômodo foi substituído pelo uivo do vento e pelo som das ondas batendo na praia. Allison se ajoelhou na frente de Lily como se estivesse rezando. Com lágrimas escorrendo pelo rosto, tirou os tênis verdes de Lily, um de cada vez, pegou o pote de areia e mergulhou nele os pés descalços de Lily. Allison segurou com carinho a mão da amiga e acariciou seus dedos, repetindo várias vezes:

– Você conseguiu, Lily. Você conseguiu chegar à praia. Amo você. Você conseguiu.

Vi quando uma lágrima desceu pelo rosto de Lily e caiu na camiseta. Allison chorou mais.

Então, como se o universo soubesse, o vento parou junto com a respiração de Lily. Por um minuto, o silêncio dominou o ambiente até os soluços de Allison encherem a sala.

※

Ao sair do condomínio, pensei nas minhas amigas. Quem faria isso por mim? E por quem eu faria o mesmo? A resposta era óbvia e, de repente, entendi que não havia distância ou tempo capaz de mudar isso. Quando peguei o celular, sabia exatamente o que fazer.

"Oi! Tenho um convite para você", escrevi. "Na hora do 'sim', quero ter ao meu lado as pessoas que *sempre* estiveram presentes. Sei que não nos falamos muito, mas também sei que você pararia tudo que estivesse fazendo para me ajudar se eu precisasse. Quer ser madrinha do meu casamento?"

A resposta de Hannah chegou antes mesmo de eu voltar para o carro: "Claro! Eu te amo para sempre!!!"

Sorri e guardei o celular de volta na bolsa, tomada por uma profunda sensação de serenidade.

CAPÍTULO NOVE

Babette

Agora que eu já havia escolhido minhas madrinhas, Chris e eu começamos a avaliar possíveis datas para o casamento. Estávamos em fevereiro e, morando na Flórida, sabíamos que escolher uma data no verão estava fora de cogitação, pois o calor era sufocante.

– Também podemos descartar praticamente todos os sábados de outono. Não quero ninguém tentando acompanhar um jogo de futebol americano enquanto estivermos entrando na igreja – disse Chris, em tom de brincadeira.

– Nunca pensei em me casar no inverno.

– Bem, então só nos sobra a primavera – concluiu ele, consultando o calendário.

– Um casamento na primavera me parece ótimo!

Dei asas à imaginação: cores pastel, temperatura agradável, drinques refrescantes e aquela calmaria que antecede a chegada de turistas no verão.

– Então será na primavera do ano que vem! Aos trabalhos! – exclamei, mostrando um modelo de planejamento que havia encontrado no Google.

Nós dois nos debruçamos sobre o computador.

– Quanto ao cenário, que tal a praia? – sugeriu Chris.

– Sim, mas talvez *perto* da praia, não *na* praia. Não gosto muito da ideia de arrastar um vestido longo na areia.

– Concordo. Banda ou DJ?

– Tanto faz – respondi.

– Para mim também – concordou ele, continuando a rolar a tela. Então, de repente, ele parou.

Vi o item que havia chamado sua atenção: *Música para o noivo dançar com a mãe.* Senti um nó na garganta. Faltava mais de um ano para a data escolhida. Não dissemos nada, mas estávamos pensando a mesma coisa: Babette não estaria conosco até lá.

Chris fechou o laptop em silêncio e saiu. Assim que o ouvi ligar o cortador de grama, uma tarefa provavelmente desnecessária mas que o ajudaria a relaxar, reabri o computador e procurei as músicas mais populares de casamento para a dança entre mãe e filho. Apareceu uma lista de reprodução no YouTube. Apertei o play na primeira música, fechei os olhos e escutei. Como seria o nosso casamento sem a presença de Babette? Ela não acompanharia Chris até o altar. Haveria um lugar vazio na primeira fila. Nada de dança entre mãe e filho. Fotos de família sem Babette.

Sempre achei que os preparativos de um casamento levariam mais de um ano – pelo menos foi assim com meus amigos. Mas será que isso era *realmente* necessário? Havia alguma razão para que Chris e eu não pudéssemos planejar um casamento para dali a poucos meses? Imaginei como tudo seria se eu não levasse um ano planejando. Talvez eu não conseguisse reservar meu lugar favorito para a cerimônia. Alguns de nossos amigos talvez não pudessem comparecer. Talvez eu não conseguisse encontrar o vestido dos meus sonhos. Mas nada disso chegava aos pés da tristeza que todos sentiríamos se Babette não estivesse presente no dia do nosso casamento. A resposta era óbvia.

Saí de casa e encontrei Chris olhando para o nada, mergulhado em pensamentos.

– E se marcássemos o casamento para maio próximo? – sugeri.

– Tipo, daqui a três meses?

– É, por que não?

Olhei para ele, protegendo meus olhos do sol. Abri um sorriso enorme.

Chris sorriu de volta e me abraçou forte.

– Obrigado.

Senti uma enorme felicidade naquele momento. Não havia dúvida de que eu havia feito a escolha certa.

※

O universo parecia conspirar a meu favor, e tudo começou a dar certo. Encontrei um local com um belo terraço com vista para a praia. Eles nunca haviam realizado um casamento ali, mas estavam querendo começar, por isso concordaram em nos oferecer um bom desconto em troca do uso das fotos do casamento para divulgação na internet. Saí com minha mãe para comprar meu vestido de noiva; já esperava pagar uma fortuna, afinal estava em cima da hora, mas o vestido que mais me agradou estava pronto para ser levado para casa no mesmo dia. Embora alguns amigos não pudessem comparecer, a maioria confirmou presença – inclusive as madrinhas e os padrinhos. Não fui exigente na escolha dos fornecedores; contratei os que estavam disponíveis, e todos eram excelentes.

Babette nunca interferiu nos preparativos do casamento e só ofereceu conselhos quando pedimos. Ficou incumbida de escolher o próprio vestido, na cor que preferisse, e a música que dançaria com o filho. Quando foi comprar o vestido, experimentou alguns e me enviou fotos, perguntando qual deles eu preferia. Até os vestidos de tamanho PP pareciam engoli-la. Respondi que todos eram lindos.

Nos meses que se seguiram, Babette começou a não querer mais sair de casa para nada. A quimioterapia a deixava muito enjoada, e ela estava cada vez mais magra. Quando Chris e eu saíamos para jantar com Babette e Tom, ela muitas vezes empurrava o prato para longe. Eu via a tristeza nos olhos de Chris sempre que isso acontecia.

– Você precisa comer, mãe – implorou ele certa noite.

Ela mudou de assunto na mesma hora.

– Escolhi nossa música. Quero que nossa dança seja ao som de "Good Riddance", do Green Day.

Eu não disse nada, mas fiquei imaginando se Babette não estaria confusa. Definitivamente, aquela não era uma música comum em casamentos, e eu nunca a tinha ouvido mencionar Green Day antes.

Enquanto voltávamos de carro após o jantar, procurei a música no Spotify e apertei o play. Chris e eu ficamos ali, chorando e ouvindo o Green Day cantar sobre a imprevisibilidade da vida e sobre como tudo tinha uma razão de ser. *Espero que você tenha se divertido muito*, dizia um dos versos.

Alguns meses depois, vi Chris e Babette dançarem a música no nosso casamento. Foi perfeito. As lágrimas rolavam pelo meu rosto e agradeci silenciosamente ao meu maquiador por ter escolhido um rímel à prova d'água. Quando a música terminou, senti uma mão em minhas costas e me virei: era Steve. Eu o abracei em meio às lágrimas e ele abraçou Chris com o outro braço assim que ele saiu da pista de dança.

– Estou muito orgulhoso de vocês dois – disse ele antes de abraçar Babette também.

Foi uma noite mágica.

Quem já passou pela experiência de ter um ente querido com uma doença terminal sabe que muitas vezes é preciso alterar todos os planos ou colocar a vida em suspenso. A morte é como o nascimento: sabemos que vai chegar, mas não podemos prever quando (mais ainda no caso da morte), e a espera é cercada de ansiedade. Embora quiséssemos passar a lua de mel na Grécia, Chris e eu decidimos que não era prudente viajar para tão longe.

Naquele verão, Babette não passou os dias na praia, como era de costume. Dormia muito e passou a comer ainda menos que antes. Raramente saíamos, preferindo jantar com os pais de Chris na casa deles. Quando o verão acabou e chegou o outono, a confusão mental de Babette ficou evidente e seus exames não eram promissores. Eu me perguntava se não seria a hora de optar por cuidados paliativos, mas não queria ser eu a sugerir isso.

O irmão de Chris, Nick, tirou licença do trabalho e veio da Louisiana para ajudar. Quando teve que voltar, depois de alguns meses, Tom, Chris e eu passamos a nos alternar para levar Babette às consultas médicas ou ficar em casa com ela, ajudá-la a ir ao banheiro e segurá-la para não cair nas raras ocasiões em que ela saía da cama. Quando ela chegou ao ponto em que mal conseguia formar frases e passava a maior parte do dia dormindo, o oncologista recomendou cuidados paliativos.

Eu sabia que a família de Chris pediria minha orientação, e eu já havia refletido muito sobre as diferentes opções. Havia dias em que eu acreditava ser melhor manter minha vida privada separada da profissional, escolhendo outra empresa para a qual eu não trabalhasse. Em outros momentos, achava que, se Babette estivesse sob os cuidados da minha equipe, eu teria mais controle. No fim das contas, eu não confiava em ninguém para cuidar dela, exceto no Dr. Kumar, nas enfermeiras da minha empresa e em Steve. Liguei para Travis para avisá-lo de que era hora, e ele enviou Amanda para avaliar e admitir Babette no programa de cuidados paliativos.

Era estranho estar do outro lado da conversa que eu já tivera tantas vezes com meus pacientes. Amanda fazia as coisas numa ordem diferente da minha, o que significava que eu não sabia qual parte viria em seguida. Meu coração quase parou quando vi a ordem de NÃO REANIMAR e me dei conta do que viria a seguir.

– Então, ao assinar esse formulário você concorda que não devemos intervir se o coração dela parar naturalmente – explicou Amanda a Tom.

Ela disse isso no mesmo tom de voz que havia usado para explicar os detalhes da papelada do plano de saúde. Será que eu já havia agido assim, como se algo sério como uma ordem de não reanimar fosse apenas mais um pedaço de papel a ser assinado? Esperava que não e jurei jamais fazer isso dali em diante. Tom assinou o formulário e fiquei grata por não precisar convencê-lo.

Quando os cuidados paliativos de Babette começaram, uma das minhas colegas ia todos os dias, mas, fora os trinta minutos ou mais em que ficava lá, a calma reinava na casa. Quando não estávamos com ela durante o dia, Chris, Brody e eu passávamos lá toda noite após o trabalho. Brody era muito novo para entender o que estava acontecendo. Passei a maior parte desses dias sentindo que deveria aproveitar cada momento, que deveria fazer *alguma coisa*, em vez de ficar ali sentada ao lado dela, mas não sabia ao certo o que fazer. Na maioria das vezes, apenas dizíamos a Babette o quanto a amávamos.

Pensamos na proximidade da morte como um acontecimento muito triste e sério – e, é claro, em muitos aspectos realmente é. Mas, nesse processo, há também momentos de leveza e humor, mesmo que esse humor às vezes seja um tanto sombrio. Certo dia, Chris me perguntou se eu achava que Holly estaria lá do outro lado, à espera da mãe dele.

No início do namoro, ao sair do campo após um jogo de kickball, Chris viu várias chamadas perdidas no celular.

– Tem dez ligações perdidas do meu irmão e do meu pai – disse ele, um pouco assustado.

Embora nenhum de nós tivesse dito isso com todas as letras, ambos tínhamos certeza de que algo havia acontecido com Babette.

No caminho até o carro, Chris ligou para o irmão, Eric, e descobrimos que as ligações eram, na verdade, sobre Holly, a cadelinha West Terrier da família que, aos 16 anos, adoecera de uma hora para outra. Corremos para a casa dos pais de Chris e a situação que encontramos era caótica: Tom estava sentado à mesa da sala de jantar e Eric estava sentado no chão, ao lado de Babette, que segurava Holly no colo, toda enroladinha num cobertor. Diante da cena, Chris declarou:

– Temos que levá-la ao veterinário.

– Se a levarmos ao veterinário, eles vão sacrificá-la – disse Babette, aos prantos. – Não podemos deixar!

Olhamos uns para os outros, sem saber o que fazer. De certa forma, parecia inadequado convencer uma pessoa que estava em fase terminal de que a melhor alternativa para outra criatura era morrer. Inclinando-se em direção à mãe, Chris explicou, com muita sensibilidade, que levar Holly ao veterinário era um ato de bondade e que seria o melhor para ela. Por fim, Babette concordou.

O veterinário fez de tudo, mas depois de várias horas ficou claro que havia chegado a hora de deixar Holly partir. Às duas da manhã, nos reunimos ao redor de Holly na clínica veterinária para a despedida.

Algumas semanas depois, quando recebemos as cinzas de Holly, Babette insistiu para que toda a família marcasse um horário para espalhá-las na praia. Como os quatro filhos adultos moravam em estados diferentes, não seria uma tarefa fácil. Até que chegaram as festas de fim de ano. Todos estavam na cidade para o Natal e nos reunimos para um grande almoço. Chris e eu tínhamos algumas horas antes de partirmos para a casa do meu pai, e eu não via a hora de tirar um cochilo antes. Quando eu estava prestes a me levantar e pedir licença educadamente, Babette bateu palmas e disse:

– Vamos! Vamos para a praia.

– *Agora*? Não podemos ir mais tarde? – perguntou CJ, irmã de Chris.

– Não, é agora mesmo. Vamos lá! – ordenou Babette, fazendo um gesto com os braços para enfatizar o *agora mesmo*.

Obedientes, todos nos levantamos e nos dirigimos à praia. O dia estava gelado e tivemos que abraçar o casaco com força para nos protegermos do vento forte que soprava da água. Estava claro que, com exceção de Babette, ninguém queria estar ali.

Quando chegamos à praia, ficamos na areia, a poucos metros da água. Babette pegou o saco com as cinzas de Holly e caminhou até o mar. O que aconteceu em seguida parece muito previsível hoje, mas na hora ninguém se tocou.

Babette abriu o saco, pegou um punhado de cinzas e as lançou ao mar. Mas é claro que, como ventava muito, as cinzas não foram para a água – elas vieram bem na nossa direção.

– *Para! Para!* – gritamos para Babette, que parecia alheia ao que estava acontecendo.

Ela parou só por um instante, para nos repreender:

– Não tem mais volta! Nada de negatividade!

E continuou lançando mais punhados de cinzas ao vento. Quando terminou e caminhou de volta em nossa direção, nos encontrou exaustos de tanto tentar escapar das cinzas de Holly. Tentamos nos recompor enquanto Babette colocava a mão no peito e declarava solenemente:

– Holly estará sempre em nosso coração.
– É, e em nossos pulmões também – disparou Chris, fazendo todos caírem na gargalhada.

※

Mal sabia eu que o vento também teria seu papel na morte de Babette. Durante várias semanas, a experiência de cuidados paliativos transcorreu sem maiores percalços. Ela não sentia dor nem desconforto e passava a maior parte do tempo dormindo. Foi então que surgiu algo inteiramente fora do nosso controle. "Furacão Michael deve se intensificar", diziam as manchetes. Chris e eu ficamos observando o meteorologista apontar os lugares em que o furacão poderia tocar o solo. Nossa casa parecia estar bem no meio. Soltei um grunhido. Furacões são terríveis.

– Por enquanto é só uma possibilidade, então não vamos nos apavorar ainda – disse Chris, mudando de canal.

Menos de 24 horas depois, tanto a nossa casa quanto a casa dos pais dele foram incluídas nas áreas sob ordem de evacuação compulsória. Fui até a sala do Dr. Kumar para perguntar quais eram nossas opções.

– A evacuação vai ser muito pesada para Babette – informei. – Acho que seria mais fácil ficar aqui, mas ela está piorando.

– Hadley, vou ser sincero com você: quando o furacão chegar, todas as estradas serão fechadas e ninguém mais vai poder circular, nem as ambulâncias. Você pode até chamar uma ambulância, mas ninguém virá. Não se coloque numa situação que inviabilize o socorro – disse ele, categórico.

– Então vamos ter que sair de casa?

O Dr. Kumar assentiu, com tristeza.

※

Não queríamos tirar Babette de casa, mas, como não havia outra opção, foi o que fizemos. Na ocorrência de um furacão, os estabelecimentos de saúde geralmente têm uma equipe A, que fica num abrigo durante a tempestade. Assim que as estradas voltam a abrir, a equipe B substitui a equipe A e tenta resolver o caos e as consequências nos dias que se seguem. Chris e eu explicamos a situação e imploramos aos nossos chefes que nos colocassem na equipe B para que pudéssemos ser evacuados junto com Babette.

Depois de sermos aprovados para a equipe B, protegemos nossa casa da melhor maneira possível, instalando janelas contra furacões e levando para dentro tudo que poderia sair voando. Em seguida, arrumamos rapidamente o carro para irmos até a casa que minha mãe e meu padrasto alugavam em Biloxi, Mississippi, a algumas horas de distância. Eu estava um pouco nervosa com a perspectiva de transportar Babette para lá por causa da dificuldade e do custo de transferir alguém de volta para o estado de origem em caso de falecimento, mas não tivemos escolha.

Babette se saiu bem na viagem, conseguindo reunir energia suficiente para viajar sentada no banco do carona enquanto Tom dirigia. Brody e eu seguimos em outro carro, e Chris num terceiro; assim cada um de nós poderia voltar a seu tempo, quando as estradas estivessem abertas e as equipes B fossem convocadas.

Nos dois dias que se seguiram, tudo que fizemos foi assistir ao noticiário e cuidar de Babette. Tentamos fazer com que ela comesse, mas até mesmo goles de água a faziam tossir. Quando não estava dormindo, ela ficava olhando para a televisão sem dizer nada. Eu me perguntava se ela sabia o que estava acontecendo. Assistir a uma tempestade gera sempre uma sensação de desamparo; você imagina se sua casa estará de pé quando voltar, se seus colegas de trabalho e pacientes estarão bem. E acho que todos nós nos sentimos particularmente desamparados durante aquela tempestade.

O olho do furacão, classificado como categoria cinco, tocou o solo em Mexico Beach, anunciou o repórter na TV.

Todos nos viramos para ver as notícias. O furacão havia tocado o solo mais a leste do que o esperado, o que significava que nossas casas provavelmente estariam de pé. Em uma hora, Chris e eu fomos contatados pelos nossos supervisores.

– Eles querem que eu esteja lá às oito da manhã – disse Chris, desligando o telefone.

– A tempestade ainda nem passou. Não quero você pegando a estrada! – protestei.

– Vou sair às cinco da manhã. Não tenho escolha.

"Tenho uma admissão para você às 10h", informou Travis por mensagem de texto logo em seguida.

– Acho que vou sair logo depois de você – comentei com Chris, mostrando a mensagem.

※

Conforme planejado, Chris saiu de casa, já de jaleco, para ir ao trabalho. Duas horas depois, fiz o mesmo. Felizmente, a creche de Brody estava aberta e pude deixá-lo no caminho para o trabalho. Tom e Babette ficaram para trás.

Como o furacão tocara o solo em outra cidade, eu imaginava que os danos em nossa vizinhança seriam mínimos; ledo engano. Quando cheguei, encontrei galhos caídos por toda parte. A cidade toda, com exceção dos serviços de emergência e de algumas creches, ainda estava fechada.

Com Brody em segurança na creche, liguei para Tom para saber como estavam as coisas. Babette estava praticamente na mesma situação: dormindo o tempo todo e comendo muito pouco. Chegamos à conclusão de que seria melhor ele levá-la para casa, pois ao menos ela estaria num ambiente conhecido. Prometi que tentaria passar por lá assim que concluísse minha tarefa.

Meu paciente e a esposa eram pessoas adoráveis e tudo estava indo bem até que chegou a hora de pedir os medicamentos. O telefone da drogaria tocou, tocou e ninguém atendeu, até que, finalmente, ouvi uma mensagem automática: *No momento, estamos fechados por causa do furacão Michael; esperamos reabrir em breve.* Liguei para outra farmácia e tentei mais uma vez. Mesma mensagem, com outras palavras. Por fim, depois de cerca de trinta minutos tentando ligar para todas as drogarias próximas, entrei em contato com Travis.

– Travis, você conhece alguma farmácia que esteja aberta? – perguntei.

– Não é só você que está com esse problema. Se a questão for a fatura, podemos cuidar disso amanhã. Mas, se o paciente precisar de medicamentos, vai ter que ir ao hospital – foi a resposta que tive.

– Ah, uau. Meu paciente está bem. Mais alguma coisa que eu deva saber?

– Se algum paciente seu precisar ir ao hospital, não poderá ser o de sempre. Vai ter que ser o Fort Walton Beach.

– Jura? É muito mais longe! Alguns dos meus pacientes moram a mais de uma hora de carro!

– Viu o noticiário hoje? – perguntou ele.

Eu não tinha visto, pois saíra muito cedo pela manhã.

– O Bay Medical Center não está recebendo pacientes – continuou ele. – Nem sei como descrever os danos. A maioria dos pacientes foi transferida para o nosso hospital. Há pessoas em estado crítico nos corredores. Não mande, em hipótese alguma, nenhum de nossos pacientes para lá.

– Certo, mas minha sogra não está bem. Assim que eu terminar aqui, preciso ir para lá ajudar meu sogro a cuidar dela.

– Pelas últimas notícias que tive, ela não estava em estado crítico – respondeu Travis. – Seus pacientes precisam de você tanto quanto ela.

– Por favor, já saí hoje bem cedo para cuidar dessa admissão – implorei, à beira das lágrimas. – Será que eu não poderia checar meus pacientes por telefone?

– Pode, tudo bem, mas preciso do relatório atualizado de todos eles.

☙

Concluí a admissão e pedi ao novo paciente que me ligasse caso precisasse de alguma coisa. Assim que terminamos, corri para o carro. Eu tinha uns trinta minutos para ligar para 17 pacientes antes de Tom e Babette chegarem. Na metade da lista, Tom ligou.

– Estamos quase chegando em casa – avisou ele, com a voz calma –, mas a respiração dela está estranha.

– É, às vezes acontece. Assim que terminar aqui, vou encontrar vocês.

Imaginei que poderíamos tratar a respiração de Babette administrando as medicações que já tínhamos em casa ou mudando-a de posição. Terminei as ligações, engatei a ré e segui em direção à casa dos meus sogros. No caminho, observei os danos que o furacão havia provocado e tive que desviar algumas vezes para evitar os destroços.

Assim que entrei no condomínio, vi o carro de Tom.

– Cheguei na hora certa – sussurrei.

No entanto, quando pousei os olhos em Babette, fiquei chocada. Ela estava sufocando, praticamente inconsciente. Sua condição parecia ter se deteriorado rápido durante a viagem de três horas.

– Preciso de uma medicação chamada Roxanol – falei, instruindo Tom a buscá-la.

Ele procurou no porta-malas do carro.

– Não estou achando a bolsa de medicamentos – disse ele, em pânico.

Foi então que me dei conta. Cheguei a ficar zonza ao constatar que havia me esquecido de colocar o medicamento de volta na bolsa antes de sair de casa pela manhã.

– D-Desculpa – gaguejei. – Eu me esqueci de pegar; estava na geladeira – falei, com lágrimas nos olhos.

Os medicamentos de Babette ficavam guardados na geladeira e, como era eu que sempre os administrava, não me passou pela cabeça dizer a outras pessoas onde estavam. Em circunstâncias normais, eu ligaria para a farmácia e pediria outro frasco, mas eu já sabia que as drogarias estavam fechadas.

– Tom, vamos fazer o seguinte. Vamos ter que levá-la ao hospital. Assim que ela tomar a medicação, podemos trazê-la de volta.

Só de olhar para ela, eu já sabia que a hora de Babette estava se aproximando; calculei que teríamos cerca de 72 horas. Não seria nada fácil levá-la ao hospital naquele estado, mas tínhamos tempo suficiente para administrar o medicamento e trazê-la de volta para o conforto do lar a tempo de os filhos chegarem para se despedir.

Eu me sentei no banco de trás do carro, com Tom na direção e Babette no banco do carona, incapaz de se sentar ereta como fizera havia apenas três dias. Cada vez que ela inspirava, o longo trajeto até o hospital parecia interminável. A única coisa que me coubera era manter minha sogra em casa, confortável, e eu não tinha conseguido. Pensei se deveria ou não ligar para Chris no trabalho. Não queria tirá-lo de lá sem necessidade, e eu estava certa de que Babette ainda teria pelo menos alguns dias de vida. Mas alguma coisa me dizia que eu precisava avisá-lo. Minhas mãos tremiam quando peguei o telefone.

– Oi, amor – falei quando ele atendeu, tentando manter a voz calma. – Então, temos que levar sua mãe para o hospital. Acho que você não precisa vir, mas quis avisar assim mesmo. Vamos para Fort Walton Beach. Sei que é longe, e talvez você não precise ir.

– Na verdade me mandaram hoje para a clínica de Fort Walton Beach por causa do furacão. Fica em frente ao hospital. Me liga quando chegar, que encontro vocês lá.

※

Quando chegamos ao hospital, instruí Tom a levar o carro até a entrada da emergência para colocarmos Babette na cadeira de rodas. Chris, que já estava à nossa espera, nos viu e atravessou a rua para ajudar. Segurou a mãe enquanto entrávamos no hospital e eu corri para explicar a situação à recepcionista, chamando uma enfermeira que nos apontou um leito no corredor. Na mesma hora, surgiu um médico e prescreveu os medicamentos que aliviariam a angústia respiratória de Babette. Estava tudo acontecendo muito rápido, e de repente ficou claro para mim que Babette não voltaria para casa. Não consegui acreditar – depois de todos os pacientes que eu ajudara a fazer uma passagem confortável e pacífica, acabei falhando com minha própria sogra.

Enquanto a enfermeira administrava o medicamento para a respiração de Babette, Tom ligou para os outros filhos, para que se despedissem da mãe pelo telefone. Assisti, impotente, quando Tom aproximou o celular do rosto de Babette, e primeiro CJ, depois Nick lhe disseram o quanto a amavam. Médicos, pacientes e estranhos passavam por nós, observando a cena. Senti que eu perderia o controle ali mesmo; *estava tudo errado!* Eu passara anos aprendendo exatamente o que era uma boa morte e havia planejado tudo para quando a hora de Babette chegasse. Velas acesas, uma música calma, portas da varanda abertas para deixar entrar o cheiro de maresia que Babette tanto amava. Seria a morte mais pacífica que eu testemunharia. Mesmo com todo aquele caos à minha frente, parecia que o que estava acontecendo não era real.

Cerca de meia hora depois, Amanda e Steve chegaram. Suspirei, aliviada, enquanto Amanda se aproximava de Babette, que estava deitada numa maca no corredor, em sofrimento respiratório, com centenas de pessoas assistindo àquilo. Amanda respirou fundo, deu meia-volta e foi atrás da enfermeira-chefe.

– Escuta, o que está acontecendo aqui? Querem que ela morra no corredor? Cadê o senso de humanidade de vocês? – eu a ouvi perguntar.

Fiquei tão grata a ela naquele momento! A bronca funcionou. Alguns minutos depois, nos levaram para o quarto 6, onde pudemos relaxar um pouco. Chris escovou os cabelos da mãe, que ainda respirava, e Tom ficou de pé ao lado dela.

Mesmo não estando lá pessoalmente, CJ e Nick puderam se despedir da mãe – mas não conseguíamos contato com Eric, o caçula da família, que estava no Exército. Chris tentou ligar várias vezes, em vão. Por fim desistiu, e nós três nos sentamos ao lado dela, dizendo quanto a amávamos e aguardando a hora da partida.

Até que, como um milagre, o telefone tocou. Era Eric. Tom atendeu e expôs a situação brevemente antes de colocá-lo no viva-voz.

– Mãe, eu te amo – ouvi quando ele disse em alto e bom som, no momento exato em que Babette dava seu último suspiro.

Seguiu-se um longo silêncio. Depois Tom anunciou, em meio às lágrimas:

– Sua mãe não está mais entre nós, Eric, mas ela te ouviu e te ama.

Uma tristeza profunda tomou conta de mim quando vi o corpo de Babette, agora sem vida, tão pequeno e frágil, naquele ambiente estéril. Não só minha sogra tinha ido embora como eu também não conseguira ajudá-la como gostaria.

CAPÍTULO DEZ

Albert

❧

Eu já havia ajudado muitas pessoas na hora da passagem, mas a morte de Babette me fez perceber que eu sabia muito pouco sobre os passos seguintes. Minha experiência terminava quando o corpo da pessoa era entregue à funerária. Apesar de ter convivido com funerais desde cedo, descobri que não estava a par de todas as decisões envolvidas no processo. Tom não queria tomar todas essas decisões sozinho, por isso Chris e eu ficamos ao seu lado, ajudando como podíamos nos preparativos.

Por sorte a equipe da funerária era muito prestativa, mas eu não sabia que haveria tantas escolhas a fazer. Que foto colocaríamos no folheto a ser distribuído durante o funeral? Que passagens bíblicas Babette gostaria que fossem lidas? O que deveria constar em seu obituário? O obituário deveria ser publicado no jornal da cidade natal dela e no jornal local? Com que roupa ela gostaria de ser enterrada? Quais flores deveriam ser colocadas sobre o caixão? Onde ela seria enterrada? Em que dia gostaríamos que o funeral fosse realizado? As decisões pareciam não ter fim, e as despesas só se acumulavam.

Uma das tarefas mais assustadoras foi a escolha do caixão. A funerária os exibiu como se fossem obras de Van Gogh numa exposição de arte. De mãos dadas, eu e Chris os examinamos em silêncio. Queríamos o melhor para Babette, mas os caixões mais bonitos tinham preços exorbitantes. Nenhum de nós dois queria sugerir quanto meu sogro deveria gastar.

Meu telefone vibrou no bolso enquanto tentávamos tomar uma decisão.

"Cadê você? Não recebi nenhum pedido de folga", dizia a mensagem de Travis. Fiquei de boca aberta. Mostrei a mensagem a Chris, que, surpreso, levantou as sobrancelhas.

– Eles sabem exatamente onde estou! Ela estava em cuidados paliativos pela empresa! O atestado de óbito dela está bem na mesa dele! – sussurrei, meus olhos se enchendo de lágrimas.

– Respire fundo e não responda agora – aconselhou Chris.

– O que ele quer? Que eu tire um dia de folga e comece a cuidar de pacientes terminais logo em seguida? Vou pedir demissão.

Chris apertou minha mão com gentileza.

– Você não quer pedir demissão. Só está magoada. Espere um pouco antes de responder.

Eu o ignorei e comecei a digitar uma resposta em meio às lágrimas. "Sinto muito, estou meio ocupada escolhendo um caixão no momento porque, sabe, minha sogra morreu. Posso tirar muitas folgas pelo banco de horas. Volto daqui a uma semana. E, por favor, não entre em contato comigo até lá." Enviei a mensagem sem ler e a mostrei para Chris que, para minha surpresa, adorou.

– Ele mereceu. Eu só não queria que você se arrependesse depois. Minha mãe ficaria orgulhosa de você por ter se defendido.

Sorri para meu marido e apoiei a cabeça em seu braço.

– Família é tudo que importa agora. Ela também me ensinou isso. Vamos voltar a ajudar seu pai. Quer sugerir um caixão na faixa intermediária de preço?

Chris assentiu e voltamos nossa atenção para o planejamento do funeral.

Uma semana depois, no meu primeiro dia de volta ao trabalho, comecei a ler os e-mails no carro, antes de entrar. Eu ainda não estava pronta para encarar as pessoas. Continuava com raiva de Travis e ansiosa com o que me aguardava lá dentro depois daquela mensagem.

Para começar com mais leveza, abri um e-mail de Steve. "Hadley, bem-vinda de volta", dizia ele. "O funeral foi lindo, uma homenagem maravilhosa a uma mulher incrível. Queria que você começasse seu dia com esta citação: *Jamais perdemos alguém que amamos profundamente, pois tudo que amamos profundamente se torna parte de nós.* Ela estará sempre ao seu lado, para orientá-la." Suspirei e me perguntei se Steve não estaria me superestimando. No momento, eu não tinha vontade de fazer nada e ainda me sentia um fracasso em relação à morte de Babette. Será que eu estava mesmo apta a ajudar alguém no fim da vida?

Continuei rolando a tela até ver outro e-mail de nossa assistente social, Mindy: "Temos uma jovem mãe com câncer que quer tirar algumas fotos com os filhos antes de morrer. Alguém conhece alguma loja de peruca? Ela quer ficar bem parecida com o que era antes da doença." Suspirei profundamente e olhei para o céu. *Essa é a primeira coisa que você quer que eu faça, não é, Babette?*, pensei. Um raio de sol iluminou meu carro. Normalmente, ajudar em tarefas assim me enchia de alegria, mas não naquele momento.

Mandei uma mensagem para meu sogro: "Será que podemos doar as perucas da Babette para uma paciente?" Ele respondeu quase na mesma hora: "Claro, é bem melhor do que ficarem guardadas aqui." Enviei um e-mail para Mindy informando que eu tinha ótimas perucas para doar a pacientes loiras. Mentalmente exausta, fechei o e-mail e vi que estava na hora de entrar; a reunião da manhã já havia começado.

Quando entrei na sala, todos se viraram para ver quem estava chegando com atraso. Todos baixaram a guarda ao ver que era eu; todos menos Travis. Fiz questão de acenar para Steve e para o Dr. Kumar, que tinham ido ao funeral de Babette. Eu ficara surpresa com a presença do Dr. Kumar, que, depois de abraçar a mim e a Chris, nos ofereceu suas condolências e se sentou no fundo da capela. Ele era um homem bastante ocupado, então sua presença tinha significado muito para mim.

A reunião terminou num piscar de olhos. Antes que eu me desse conta, todos estavam recolhendo suas coisas e ouvi a loira e espevitada Cheryl, nossa profissional de marketing, exclamar em voz alta:

– Precisamos da ajuda de todos para completar a lista de perus! Não se esqueçam de perguntar a todos os pacientes! Preciso dessa lista até o final da próxima semana.

Todo ano, no Dia de Ação de Graças, distribuíamos perus aos nossos pacientes que não tinham condições de comprar um para comemorar o feriado.

– Enfermeiras, esperem! – chamou Travis.

Dei meia-volta e apoiei minhas coisas de novo na mesa.

– Temos uma nova admissão. É uma situação... peculiar, que não vemos com frequência. Preciso saber quem tem tempo para isso. Sei que estamos todos sobrecarregados e estressados, mas alguém tem que assumir mais um paciente. Está com quantos? – perguntou ele, apontando para mim com sua caneta esferográfica.

– Tenho 15 pacientes no momento, mas não vou assumir ninguém com tumor cerebral. Não consigo lidar com isso – declarei.

Sem fazer comentários, Travis escreveu 15 ao lado do meu nome antes de prosseguir.

– Dezesseis – disse Amanda.
– Quinze – falou Jenna.
– Jenna, Hadley, vocês são adultas e podem resolver isso entre si. Esse paciente não tem câncer de cérebro – informou ele.
– Acho que a maneira mais simples de decidir é ver quem já tem pacientes próximos à residência dele, para minimizar o tempo de deslocamento – sugeriu Jenna, buscando minha aprovação com o olhar.

Concordei com um aceno. Travis coçou a cabeça antes de passar a mão pelo rosto.
– Então... A peculiaridade do paciente é a seguinte: ele é morador de rua. Vive debaixo da ponte East Creek.

Era, sem dúvida, uma situação atípica. Normalmente eu não seria a primeira a me oferecer, mas ouvi a voz de Babette na minha consciência, dizendo: *Aceite. É a coisa certa a fazer.*
– Eu cuido dele – me ofereci.
– Ótimo! – exclamou Travis, visivelmente aliviado com a rapidez da decisão.

Ele me passou a pilha de documentos e saiu da sala com Jenna e Amanda. Analisei o prontuário: "Albert, 77 anos, insuficiência renal e diabetes, data de nascimento desconhecida, histórico médico incompleto. Negou amputação acima do joelho direito. Recusa reabilitação. Liberado para cuidados paliativos." Procurei as informações do seguro; o campo estava em branco. *Que estranho*, pensei. *Ele deveria ter pelo menos o Medicare, por ter 77 anos, e certamente o Medicaid, por ser morador de rua.* Com os documentos em mãos, me dirigi à sala da assistente social.

– Ei, Mindy, você já viu esse novo paciente admitido? Albert? – perguntei.

Ela se virou, terminando de comer uma barrinha de cereais.
– Já – respondeu. – Estou no aplicativo do Medicaid agora.

Vamos tirá-lo de debaixo da ponte e colocá-lo numa casa de repouso. O hospital bem que podia ter se esforçado um pouco mais.
– Muito obrigada – agradeci, suspirando de alívio.

※

Ao volante, enrubesci ao me lembrar de uma situação em que eu mesma havia preparado a papelada para solicitar o Medicaid. Antes da minha primeira consulta obstétrica, fui recebida por uma recepcionista sorridente que me pediu o cartão do plano. Entreguei a ela e recebi uma pilha de papéis para preencher. Alguns minutos depois, ela me chamou de volta ao balcão.
– Você tem outro cartão do plano?
– Não, esse não está funcionando? – perguntei, com um frio na barriga.
– Acabei de ligar para lá. Disseram que foi cancelado – respondeu ela.

O responsável pelo meu plano de saúde era meu pai, que não estava nada satisfeito com minha gravidez.
– Então pode cancelar a consulta – falei. – Eu vou ficar bem. Estou me sentindo ótima.

A recepcionista trocou olhares com a colega de trabalho.
– Você precisa fazer o pré-natal – enfatizou ela. – Do contrário, o bebê pode ser tirado de você quando nascer, por negligência.

Senti que ia ter um ataque de pânico.
– Está bem, então vou arranjar um emprego e pagar do próprio bolso.
– Os custos vão chegar a quase 35 mil dólares e precisamos de uma parte adiantada.

Eu tinha menos de 100 dólares na conta bancária e minha mãe estava se virando para pagar o financiamento da casa após o divórcio recente. Pedir ajuda a ela não era uma opção.
– Vou contratar outro plano – declarei.

– Por já estar grávida, sua única opção é o Medicaid.
– O que é Medicaid?
– É um programa para pessoas de baixa renda. É gratuito.
– Posso pensar um pouco? – perguntei.
Saí dali e fui direto para o carro.
Sempre ouvira dizer que os programas governamentais eram para os preguiçosos, para quem queria "ficar em casa enquanto os outros trabalhavam". Não queria ser vista assim, mas também não via outra saída. Naquela noite, entrei na internet e preenchi o formulário do Medicaid aos prantos. Estava determinada a mudar minha situação e dar uma vida melhor para mim e para o bebê.

Abri uma nova aba e pesquisei sobre diversas carreiras. Fiz até um teste vocacional. Após várias perguntas sobre minha personalidade, o resultado surgiu na tela: enfermagem. Pesquisei mais e, com a esperança renovada, marquei um encontro com uma orientadora na faculdade local. Meu otimismo aumentou. Eu tinha um plano.

Alguns dias depois, lá estava eu, aguardando havia mais de uma hora para ser chamada à sala da orientadora. Minha barriga já estava saliente e eu não tinha dinheiro para comprar roupas de grávida, por isso fiquei puxando a camisa para baixo e me remexendo na desconfortável cadeira de plástico do saguão. Quando finalmente fui chamada à sala da orientadora, ela olhou para minha barriga por cima dos óculos. Desviando o olhar, examinou a papelada que eu havia levado, inclusive o histórico escolar. Por fim, colocou os papéis sobre a mesa e cruzou as mãos à sua frente.

– É muito difícil entrar para a faculdade de enfermagem – declarou ela.

Assenti. Eu já tinha visto as estatísticas na internet.

– Pelo que estou vendo, você precisaria tirar a nota máxima

em todas as matérias que são pré-requisito para entrar, e parece que você tem outras prioridades no momento.

Voltei a assentir e disse:

– Eu dou conta. Pode me inscrever, por favor.

Ela suspirou profundamente, os dedos pairando sobre o teclado, e pousou as mãos de novo sobre a mesa.

– Que tal algo mais fácil? Suas chances são mínimas.

Senti um fogo por dentro que havia algum tempo não sentia.

– Eu vou ser enfermeira. Por favor, me inscreva.

Ela balançou a cabeça de um lado para o outro, desaprovando claramente minha iniciativa, e começou a digitar. Quando terminou, me entregou a grade de aulas e disse:

– Estarei aqui se precisar desistir ou mudar alguma disciplina.

Peguei o papel e saí dali mais determinada do que nunca. Eu provaria que ela estava errada.

Alguns dias depois, compareci à consulta reagendada com a obstetra levando o cartão do Medicaid. Uma recepcionista diferente solicitou o cartão do plano. Enquanto eu entregava o cartão dourado e aguardava as instruções, notei que ela revirara os olhos. De costas para mim, comentou com uma colega:

– Quem não tem condições não deveria ter filhos.

Fiquei paralisada. Tive vontade de sair correndo dali, mas, quando ela se virou e sorriu, retribuí o sorriso sem conseguir fazer mais nada. Naquele dia saí da clínica com a certeza de que, se me tornasse enfermeira, não trataria ninguém assim.

❧

Anos depois, a despeito da orientadora cética e da recepcionista antipática, eu era uma enfermeira bem-sucedida, pronta para honrar a promessa feita a mim mesma na sala de espera da obstetra.

Ao me aproximar da ponte East Creek, percebi que não sabia

como passar por baixo dela. De um lado havia um shopping center e, do outro, uma praia da Marinha. Sem ver outra saída, dirigi até a areia compacta e estacionei junto a uma placa que dizia ENTRADA PROIBIDA. Peguei a maleta de enfermagem e o tablet, saí do carro e conferi pelo menos três vezes se a porta estava bem trancada. Sem avistar ninguém, caminhei em direção à ponte. Ao me aproximar, avistei barracas e lixo por todo lado. Cobri os olhos com a mão para me proteger do sol, enquanto meus tênis afundavam na areia a cada passo.

Quando me aproximei da primeira barraca, vi uma mulher agachada, desenhando círculos na areia com um graveto. Seus cabelos estavam emaranhados e sujos, e a camiseta, velha e desgastada. Torci para que ela tivesse algum agasalho dentro da barraca, pois estava esfriando. Ao notar minha presença, ela levantou a cabeça e olhou em minha direção.

– Oi! – falei. – Estou procurando Albert.

O semblante carrancudo da mulher deu lugar a um largo sorriso desdentado – e então ela começou a gritar comigo. Eu sabia que ela não estava falando em outro idioma, mas as palavras eram ininteligíveis. Enquanto ela gritava e balançava o graveto, recuei instintivamente, assustada. Toquei meu celular no bolso da calça, pensando em ligar para Steve e ver se ele poderia me acompanhar.

Foi então que um homem sem camisa, vestindo apenas uma calça jeans suja, me chamou a uns 50 metros de distância.

– Ei! Você está procurando Al?

Fiz que sim com a cabeça, antes de me dar conta de que ele talvez não estivesse me enxergando bem.

– Estou, sim. Vim ver Albert – respondi em voz alta.

O homem sem camisa veio correndo em minha direção, e o medo voltou a tomar conta de mim. Ele pareceu notar meu receio.

– Ela é inofensiva, só tem dificuldade para falar – esclareceu, se referindo à mulher que tinha gritado comigo. – Vou te levar até Al.

Ele apontou para a ponte e começou a andar até lá.

Eu o segui, observando tudo ao meu redor. Havia muitas pessoas, sacos de dormir, fogueiras apagadas e garrafas jogadas na areia. O homem cumprimentava com um aceno todos por quem passávamos. Durante um desses cumprimentos, notei várias cicatrizes no braço dele. Os cabelos castanhos e ondulados estavam desgrenhados. Ele parecia estar na casa dos 30, e sua pele bronzeada denunciava a falta de um teto. Ele olhou para trás para ver se eu ainda o estava seguindo.

– A propósito, meu nome é Gil.

– Hadley – respondi.

Ao chegarmos à barraca de Albert, notei um cartaz de papelão com as palavras ESPALHE AMOR, NÃO ÓDIO escritas à mão. A barraca estava aberta e vi um homem deitado lá dentro. Estava descalço, um pé inchado e o outro envolto num curativo sujo. O curativo era hospitalar e trazia a data de 25/10, indicando que não era trocado havia quatro dias. Pelos registros de Albert, eu sabia que as complicações do diabetes não tratado impediam a cicatrização do pé, que estava infeccionado. Com um bom tratamento, talvez não tivesse chegado àquele ponto.

– Olá! Sou sua enfermeira – anunciei.

Como Gil, Albert tinha a pele queimada de sol e o rosto marcado por rugas profundas. Apesar de parecerem rugas de expressão, ele certamente não estava sorrindo agora. Albert levantou a cabeça e me lançou um olhar de desagrado.

– Para quê? Não preciso de enfermeira nenhuma.

Fiquei surpresa. O hospital não havia informado que eu iria?

– Bem, já que você recusou o tratamento, fui enviada para garantir seu conforto.

Albert revirou os olhos e voltou a baixar a cabeça, em silêncio.

– Vai, faz um esforço. Não quero te ver sofrendo assim – encorajou Gil.

Com um gemido, Albert se sentou, saiu da barraca e, ao fazê-lo, colocou mais pressão no pé enfaixado do que eu gostaria. Interpretando o gesto como um consentimento, retirei os formulários de admissão da maleta de enfermagem.

– Vai ser rápido. Só preciso que você assine alguns documentos – expliquei, procurando uma caneta antes de perceber que não tinha onde apoiar os papéis.

Normalmente, eu me sentava à mesa da sala de jantar com as famílias para preencher os documentos. Olhei ao redor enquanto Albert se sentava, cabisbaixo e pouco à vontade. Por sorte, Gil percebeu minha dificuldade e me estendeu a placa de papelão para que usasse como apoio.

Enquanto eu lia a papelada, Albert ouvia e murmurava que entendia o que estava autorizando, e em seguida assinava cada folha. Quando cheguei à parte que perguntava sobre seu nível de dor, ele finalmente olhou para mim.

– Qual seria seu nível de dor agora numa escala de um a dez, sendo dez o pior? – perguntei, com a caneta pronta para anotar a resposta.

Albert riu, olhando para a água, depois me encarou.

– Dez. Mas pode colocar aí seis, porque toda vez que eu digo dez vocês acham que estou atrás de drogas.

Fiz uma pausa, sem saber o que escrever. Decidindo deixar aquele campo em branco por ora, perguntei a Albert se eu poderia pedir medicamentos para dor. Ele deu de ombros. Enquanto lia a pergunta seguinte, senti o celular vibrar no meu bolso. Era uma mensagem de Mindy: "Preciso de uma cópia da carteira de motorista e dos extratos bancários dele para o Medicaid."

– É nossa assistente social – esclareci, colocando o celular de volta no bolso. – Ela está tentando o Medicaid para você, para que possamos admiti-lo numa casa de repouso. Posso enviar para ela uma foto da sua carteira de motorista e dos extratos bancários?

– Gil, você ouviu isso? – perguntou Albert, gargalhando. Depois se virou para mim. – Querida, eu não tenho carteira de motorista nem conta bancária. Não tenho um centavo no meu nome.

– Ah... bem, aposto que eles vão entender. Só um momento, enquanto eu respondo aqui – falei, digitando para Mindy a resposta de Albert.

Um instante depois, ela respondeu: "Vai demorar um pouco, então. O sistema não me deixa enviar sem esses dois documentos. Vou ter que mandar pelo correio." Suspirei de frustração.

– Eu não vou para aquela casa de repouso, então não precisa se preocupar – declarou Albert. – Termine suas perguntas.

– Você precisa ir! Não pode ficar aqui! – protestei.

– Por que não?

– Porque... não é seguro – sussurrei.

– O que te faz pensar que estar perto de médicos e enfermeiras é mais seguro para mim?

Fiquei em silêncio. Eu estava acostumada com pessoas que confiavam em mim sem questionar, mas entendi o contexto de Albert. Lembrei que eu sentira algo parecido na clínica de obstetrícia.

– Eu não deveria ter presumido isso, desculpa – falei, olhando para seu pé enfaixado. – Posso trocar o curativo? – perguntei, apontando para a ferida.

Ele fez que sim. Protetor, Gil ficou ali, observando meus movimentos. Enquanto eu pegava o material e o colocava sobre um pano limpo, pensei no que diria em seguida. Era importante manter o profissionalismo, mas meu instinto me dizia que eu precisava me mostrar um pouco vulnerável para ganhar a confiança de Albert. Coloquei as luvas azuis e comecei a remover a gaze esfarrapada.

– Eu tive um bebê aos 20 anos – comentei com ele enquanto

trabalhava. – Eu não era casada. Sei que minha situação não foi tão séria quanto a sua, mas muitas pessoas em quem eu confiava me evitaram.

– Tem uma aliança bem grande aí no seu dedo – observou ele, nitidamente cético em relação à minha história.

Fiz que sim, retirando a gaze.

– Eu me casei este ano. Durante muito tempo pensei que ninguém me amaria, como se eu fosse um caso perdido, mas encontrei um homem que me ama e também adora meu filho.

– Caso perdido? Sei como é – disse Albert, balançando a cabeça, pensativo. Ele parou por um momento enquanto eu trocava o curativo, depois continuou: – Até fui com a sua cara, mas não sei se posso confiar numa idiota que usa um anel enorme num acampamento embaixo da ponte.

Ergui o olhar e vi um largo sorriso no rosto de Albert, que agora estava claramente brincando comigo. Sorri de volta e exclamei:

– Ei! Tranquei o carro. Isso já é mais do que costumo fazer.

– Mulheres brancas são tão estúpidas... – disse ele, balançando a cabeça e rindo. – Respeito você por ter vindo sozinha. Ninguém vai mexer contigo aqui, disso pode ter certeza. Não fariam mal a alguém que veio me ajudar. Além disso, eles sabem que não podem se meter com Gil.

Acreditei em tudo aquilo, em especial na parte de Gil. Depois que terminei de trocar o curativo, me lembrei da lista de perus.

– Ah, tem mais uma coisa! Vamos distribuir peru assado. Podemos trazer um para você daqui a algumas semanas?

– Nem precisa. Muita gente traz comida no Dia de Ação de Graças. É a única época do ano em que temos refeição quente garantida. Mas acaba logo, então... talvez mais para a frente?

Concordei, me sentindo culpada por não distribuirmos comida nas outras semanas do ano. Antes de sair, entreguei o folheto laranja com o número da nossa central de atendimento.

– Em caso de emergência, é só ligar para a gente. Temos uma enfermeira de plantão 24 horas por dia.

Foi então que me dei conta. Aquela devia ser a quinta vez que me peguei tendo que corrigir meu discurso habitual para atender às necessidades de Albert.

– Vocês têm algum telefone por aqui? – perguntei.

Percebi que muitas vezes agia no piloto automático e decidi fazer de tudo para evitar isso no futuro.

– Não, mas tem um telefone público na estrada – respondeu Gil, de braços cruzados. – Depois eu vejo se está funcionando.

– Certo, uma última coisa. Acho que nosso médico vai receitar alguns medicamentos. Posso trazer um cofre pequeno para guardá-los, mas você poderia buscá-los numa farmácia?

– Tem uma a menos de dois quilômetros daqui. Posso ir – Gil se ofereceu, colocando a mão no ombro de Albert.

– Você é um bom amigo – comentei com Gil, recolhendo minhas coisas.

– Não somos amigos, somos uma família. Cuidamos uns dos outros aqui.

– Bom saber. Volto daqui a dois dias, ok?

Ambos fizeram que sim.

Andei de volta até o carro e liguei para o Dr. Kumar para que ele receitasse os remédios necessários. Ele expressou preocupação com medicamentos narcóticos naquele ambiente e sugeriu pedir uma quantidade menor que a habitual. Expliquei que Gil teria que caminhar mais de três quilômetros de ida e volta para pegar os medicamentos.

O Dr. Kumar suspirou, frustrado.

– E ele não aceita ir para a casa de repouso?

– Não. A família dele são os outros moradores de rua. Como qualquer paciente, ele quer estar com a família quando morrer – respondi com firmeza.

– Certo, vou encomendar os medicamentos. Mas você vai precisar controlar o uso durante as visitas, está bem?

– Claro. Eu faço isso com todos os meus pacientes. Obrigada.

Ao terminar a papelada, recebi uma ligação de Deja, a auxiliar de enfermagem.

– Ei! Já voltou da licença? – perguntou ela assim que atendi.

– Acho que voltou, mas peço desculpas se eu estiver enganada.

– Já voltei. Você está cuidando do Albert, o novo paciente? Acabei de conhecê-lo. Ele é simpático.

– Sim. Posso acompanhar você na próxima visita, daqui a alguns dias, se quiser.

– Seria ótimo! Como está o bebê? – perguntei.

– Ele está indo a um fisioterapeuta agora, depois da cirurgia de escoliose. Tem sido muito estressante levá-lo às consultas entre um paciente e outro.

– Imagino. Estou aqui se precisar de mim.

Quando desligamos, dei uma olhada para ver que horas eram. Eu ainda tinha cerca de uma hora antes do próximo paciente. Estava perto da casa do meu sogro e resolvi dar um pulo até lá para pegar as perucas. Aquele era também o primeiro dia do meu sogro de volta ao trabalho, por isso a casa estava silenciosa quando vasculhei o quarto do casal. Ou seria agora o quarto de Tom? Eu não sabia mais como chamar o cômodo. As perucas estavam expostas em suportes, mas optei por colocá-las em sacolas de supermercado, porque seria estranho sair por aí carregando cabeças de isopor com cabelo humano.

Quando fui entregar as perucas, percebi que a paciente morava na mesma rua em que Reggie havia morado. Fiquei imaginando o que tinha sido feito com a casa e torci para que não tivesse ficado com uma das várias incorporadoras da região. Ao subir a rua, notei uma grande escavadeira; fiquei incomodada. Parei o carro, sem me importar com o que os operários pensariam de mim, e fiquei olhando para o terreno desmatado. A casa de Reggie havia sumido do mapa, assim como a de seu vizinho. Além disso, todas as árvores tinham sido derrubadas – as mesmas árvores que balançaram ao vento quando tive minha última conversa com Lisa. A julgar pelos alicerces que estavam sendo construídos nos dois terrenos, surgiria ali uma monstruosidade com preços exorbitantes. Exatamente o que Reggie não queria.

Cheguei à casa da jovem mãe com câncer, que ficava a apenas mais alguns quarteirões de distância. Forcei um sorriso para esconder minha irritação com a construtora e toquei a campainha, segurando as sacolas com as perucas. Uma mulher mais velha atendeu à porta.

– Oi, vim deixar isto aqui. São perucas – anunciei, levantando desajeitadamente as sacolas enquanto falava.

– Ah, sim! Entra! São para minha filha. Ela está aqui.

Eu não pretendia entrar, mas obedeci e segui a mulher até um dos quartos.

– Querida, a enfermeira de cuidados paliativos está aqui com as perucas – informou ela, fazendo um gesto para que eu entrasse.

Vi uma mulher magra e pálida deitada na cama, de pijama rosa e chapéu felpudo combinando. Ela afastou as cobertas e se levantou com cuidado. Trazia no rosto um semblante de gratidão.

– Quer que eu deixe aqui? – perguntei, apontando para a cômoda.

– Na verdade, vou experimentá-las agora. Se não derem certo, prefiro que você fique com elas e doe para outra pessoa.

Assenti. Não estava preparada para ver mais ninguém usando as perucas de Babette, mas não tinha escolha. Observei-a tirar as perucas das sacolas, uma a uma, e deslizar os dedos pelos cabelos – o que eu já tinha visto Babette fazer muitas vezes. Depois de avaliar cada uma delas, escolheu a peruca loira com franja desfiada. Tirou o chapéu e ajeitou a peruca na cabeça.

Os cabelos lisos caíam até um pouco abaixo dos ombros. De pé atrás dela, pude ver sua expressão no espelho. Havia lágrimas em seus olhos, mas o sorriso, de tão grande, ocupava a maior parte do seu rosto.

– Você está parecendo você de novo – sussurrou a mãe na porta do quarto, admirada.

A jovem se virou para nós duas, a peruca loira balançando enquanto ela girava o corpo.

– Obrigada. Isso dará aos meus filhos uma sensação de normalidade.

– Que bom – falei, sorrindo.

Fiquei feliz por ela, mas também desejei, mais que qualquer outra coisa, poder ver minha sogra se arrumando uma última vez antes de um jantar em família e ouvi-la dizer que a peruca era igualzinha ao seu cabelo natural.

Ao sair daquela casa, olhei pela última vez para a mãe da paciente, a pessoa que logo estaria sofrendo uma dor insuportável. *A vida às vezes é tão cruel*, pensei.

❧

Naquela noite, ao chegar em casa, encontrei Brody e Chris sentados no sofá vendo televisão. Chris ainda estava com o jaleco de fisioterapeuta.

– Como foi seu primeiro dia de volta ao trabalho? – perguntei, apoiando minhas coisas na mesa.

– Foi bom, e o seu?

– Bem, tenho um novo paciente que é morador de rua. Uma coisa que ele disse me marcou muito – respondi, me inclinando para beijar o topo da cabeça de Brody.

– E o que foi que ele disse?

– Que as pessoas oferecem comida no Dia de Ação de Graças, mas depois meio que se esquecem dele. Fiquei muito mal com isso.

– Bem, se você ainda estiver cuidando dele depois do Dia de Ação de Graças, podemos levar comida para ele sempre que necessário.

Eu sorri, feliz com a iniciativa.

– Ótimo. Obrigada, querido.

Chris se levantou e pegou o regador, que ficava no armário debaixo da pia. Depois do enterro da mãe, a funerária perguntou quem gostaria de ficar com todas as plantas que haviam sido enviadas. Havia pelo menos oito plantas grandes enviadas por colegas de trabalho, amigos e familiares distantes. Os filhos se entreolharam, mas ninguém se ofereceu. Por fim, Chris anunciou:

– Vamos ficar com elas.

Apertei a mão dele, sinalizando que precisávamos conversar antes. Eu não tinha ideia de onde colocaríamos tantas plantas. Quando ficamos sozinhos, ele se virou para mim e disse:

– Temos que levá-las. Não podemos deixar que sejam jogadas no lixo.

Concordei. Percebi que aquilo era muito importante para ele. Agora, de tantos em tantos dias, eu observava Chris regar carinhosamente as plantas, mantendo-as saudáveis – era como se ele estivesse cuidando para que a mãe continuasse viva de alguma maneira.

※

Algumas semanas depois, o Dia de Ação de Graças já havia chegado e passado, e àquela altura eu já visitara Albert várias vezes.

– Meus amigos me chamam de Al, então pode me chamar assim também – me dissera ele numa das ocasiões.

Fiquei sabendo que ele havia emigrado do México para os Estados Unidos com os pais quando era adolescente e trabalhado na construção civil até adoecer. Ele nunca me disse explicitamente se era um imigrante legal ou não, mas tirei minhas próprias conclusões quando falou que não teve direito a benefícios após a doença. Gil estava sempre ao seu lado, relatando os sintomas de Al e até aprendendo a trocar o curativo. Eles nunca ligavam para nossa central de atendimento, por mais que eu repetisse que poderiam fazê-lo. Al sempre estava à minha espera nas visitas programadas e nunca reclamava se eu me atrasasse.

Certo dia, quando cheguei, Al parecia estar com muita dor. Quando perguntei, ele respondeu que não fazia muito tempo que a dor havia começado.

Gil interveio imediatamente:

– Mentira. Ele está sentindo dor há dois dias.

Quase engasguei.

– Al! Por que você não me ligou?

– Quero que passe um tempo com sua família, Hadley. Estou acostumado a sentir dor. Não precisa se importar comigo.

Digitei o código do cofre de medicamentos e retirei a morfina que o médico havia receitado para emergências, explicando a Al:

– O problema é o seguinte: quando deixamos a dor ficar muito forte, é mais difícil tratá-la. É como se ela se acumulasse. Na verdade, ligar para mim assim que a dor piora facilita meu trabalho. Podemos combinar assim?

Ele assentiu, fazendo uma careta de dor. Preparei a seringa com a morfina, na quantidade mínima, e falei:

– É para aliviar sua dor. Tudo bem para você?

Al fez que sim.

– O efeito é rápido. Sinto muito que esteja passando por isso. Vamos controlar essa dor, prometo.

Olhei ao redor, em busca de água. Normalmente eu lavava a seringa depois do uso para não ficar pegajosa, mas não havia pia ali. Então coloquei a seringa de volta na caixa e fiz uma anotação mental para levar outra seringa e uma garrafa de água mineral da próxima vez.

– Acho que vou vomitar – disse Al de repente, com a mão sobre o estômago.
– Você comeu alguma coisa hoje? – perguntei.
– Não, não temos tido muita comida ultimamente – respondeu Gil por ele. – Tenho dado a ele tudo que posso, mas não é muito. Posso dar uma olhada nas latas de lixo. Só um minuto.
– Não – falei, quase chorando. – Tem biscoito no meu carro. Já volto.
Quando voltei, ofereci os biscoitos e fiquei observando enquanto ele comia.
– Acho que ajudou. A dor também está começando a diminuir. Obrigado, Hadley.
Ele tentou me devolver o restante das bolachas e eu neguei, pedindo que ficasse com elas. Antes de sair, mostrei a Gil como preparar e administrar a morfina, e fiquei observando enquanto ele repetia o procedimento para mim.
– Vocês prometem me ligar? – perguntei, apontando para os dois.
– Sim, vamos ligar – disse Al, acenando em despedida.
Fiquei feliz ao ver que ele parecia melhor do que quando eu havia chegado.

※

Fui ao escritório para a reunião interdisciplinar semanal. Quando cheguei, acenei para Mindy ao passar pela sala dela e praticamente esbarrei em Travis.
– Oi! Como vão as coisas com Albert? – indagou ele.
– Hoje foi difícil. Ele estava com muita dor e não tinha o que comer. Vou comprar comida hoje à noite e levar para ele amanhã, então talvez eu tenha que faltar à reunião diária.
Os olhos de Travis se voltaram para a sala vazia à direita e ele inclinou a cabeça naquela direção, indicando que eu deveria segui-lo. Fechou a porta atrás de si. Confusa, perguntei:

– O que houve?
– Então... na verdade não podemos comprar nada para nossos pacientes. As regras da empresa são muito rígidas quanto a isso.
– Não vou deixar Al passar fome quando posso comprar comida para ele – protestei, fitando Travis diretamente nos olhos.

Eu não conseguia entender como ele podia concordar com o fato de um paciente não ter o que comer quando nosso objetivo era o conforto.

– Quero apenas que você esteja ciente dos riscos de perder seu emprego se a empresa descobrir. Não estou sendo o vilão aqui, só estou tentando proteger você – disse ele, me devolvendo o olhar.

Eu não podia me dar ao luxo de perder o emprego. Com o coração apertado, abri a porta e saí silenciosamente da sala.

※

Mais tarde naquela noite, contei a Chris a situação de Al. Ele sugeriu na mesma hora que comprássemos comida para ele.

– O problema é o seguinte: Travis disse que eu poderia perder o emprego se fizesse isso.

Chris murmurou um palavrão para que Brody, que brincava ali perto, não escutasse. Refletiu um pouco e falou:

– Leve mesmo assim. Eles que se danem.
– Não posso ser demitida. Precisamos do meu salário e do plano de saúde.

Chris suspirou fundo e passou os dedos pelos cabelos escuros.

– Talvez este seja um daqueles momentos em que eu preciso aprender a separar o trabalho da vida pessoal, como minha terapeuta aconselha. Que tal jantarmos fora hoje? – sugeri.

– Brody, vai vestir o casaco – aceitou Chris, pegando as chaves do carro e se agasalhando também.

Fomos a um dos nossos restaurantes favoritos perto da praia, e consegui me distrair do trabalho por um momento. Mas, quando a comida chegou e o garçom colocou uma enorme pilha de nachos à nossa frente, olhei para Chris.

– Acho que não vou conseguir comer – falei.

– Eu também não.

Beliscamos os nachos e saímos sem pedir o prato principal. Já em casa, fiquei me revirando na cama a noite toda, imaginando se Al estava passando fome. Chris já havia se levantado quando acordei na manhã seguinte. Ele estava fazendo café e me cumprimentou com um sorriso quando entrei na cozinha. Eu estava com receio de ir para o trabalho.

– Posso levar Brody hoje – ofereceu Chris.

Geralmente era eu que o levava, mas gostei da ideia, pois assim teria um tempinho a mais antes de começar meu dia. Depois de tomar banho, me arrumar e checar os e-mails da noite anterior, entrei no carro e coloquei minha bolsa no banco do carona, como sempre fazia. Foi quando ouvi o som de um embrulho sendo amassado. Quando olhei para o lado, vi que havia pacotes de biscoitos doces e salgados, além de frutas, sobre o banco. Sorri e peguei o celular para enviar uma mensagem a Chris: "Acabei de entrar no carro. É o que estou pensando?"

"Sim. Defenda seus valores. Se você perder o emprego, daremos um jeito."

Olhei para o relógio no painel do carro. Eu tinha planejado ir à reunião da manhã. Se não fosse, levantaria suspeitas; por outro lado, se eu fosse, não teria tempo de fazer uma visita a Al, pois tinha outros pacientes naquele dia. Tentando encontrar uma solução, consultei a agenda dos auxiliares de enfermagem. Deja tinha Albert agendado. Ela geralmente começava o dia cedo, então havia uma boa chance de estar com ele naquele momento. Nervosa, liguei para ela, que atendeu logo e me cumprimentou com um alegre "Bom dia!".

– Por acaso você está com Al? – perguntei.
– Estou, acabei de chegar.
– Precisa de ajuda?
– Não, obrigada, eu dou conta – respondeu ela educadamente.
– Deja, hoje você vai precisar de ajuda – afirmei, esperando soar convincente. – Ele não anda mais e é um homem grande. Vai ser complicado para você dar banho nele sozinha.

Seguiu-se um silêncio do outro lado da linha. Por um instante, pensei que Deja tivesse desligado. Então a ouvi dizer:

– Sabe, acordei com dor nas costas. Acho que vou mandar um e-mail para Travis pedindo ajuda.

Comemorei em silêncio, dizendo calmamente que teria prazer em ajudar.

– Talvez você possa sugerir que façamos uma visita conjunta para dar conta dos outros pacientes... – propus.

– Certo – concordou ela.

Satisfeita, mas apreensiva com a possibilidade de Travis descobrir nosso combinado, resolvi me encontrar com ela. Dez minutos depois, recebi uma chamada do escritório.

– Alô?
– Oi. – Era Travis. – Deja está precisando de ajuda. Você se importa de ajudá-la com Albert?

Fiquei um instante em silêncio, fingindo refletir sobre o pedido.

– Acho que posso, sim – concordei, e encerrei rapidamente a ligação para que minha voz não me traísse.

Nervosa, mas cheia de energia, dirigi até a ponte, estacionei o carro e peguei a comida que Chris deixara sobre o banco. De longe, vi Deja acenando para mim. Ao me aproximar, coloquei a comida perto da barraca de Al e procurei Gil.

– Ele costuma sair de perto quando dou banho em Al para lhe dar privacidade – explicou Deja, lendo meus pensamentos.

– Entendi. Oi, Al!

Ele acenou e percebi que parecia estar ainda pior do que na véspera.

– Trouxe comida para você. Desculpa, é mais o que meu filho gosta, mas posso passar no supermercado mais tarde. Quer biscoito salgado? – perguntei.

Al fez que sim, sem dizer uma palavra. Abri um pacote de biscoitos e fui oferecendo a ele, um por um. A cada bolacha que comia, ele parecia se sentir um pouco melhor. A cada mordida, tomava um gole de água mineral.

– Olha, não conta para ninguém que eu trouxe comida para ele – sussurrei para Deja, que sorriu.

– De onde você acha que vem a água mineral? – perguntou ela com uma piscadela.

Arregalei os olhos.

– É nosso segredo – falou.

Depois que Al terminou de comer os biscoitos, Deja e eu o ajudamos a se limpar. Antes de trocar o curativo, fui pegar o remédio para dor. A troca de curativo sempre o fazia sofrer. Chequei o medicamento para ver se estava acabando, mas o frasco ainda nem tinha chegado à metade.

Quando ia aplicar, Al me deteve.

– Não, não preciso disso. Já não sinto a maior parte da minha perna.

Era um mau sinal; significava que ele estava piorando. E de fato, quando removi o curativo, Al não fez careta nem se contorceu de dor como antes. Era como se ele nem percebesse o que eu estava fazendo.

Enquanto eu limpava a ferida, Deja observava e me passava os suprimentos necessários.

– Você vai fazer isso um dia? – perguntou Al a Deja.

– Espero que sim. Difícil é chegar lá – respondeu ela.

– Ela vai ser uma ótima enfermeira – falei. – Faltam poucos

meses para a empresa começar a bancar seus estudos, certo? – perguntei a Deja.

Ela esboçou um sorriso e tocou meu ombro, sem dar resposta. Fiquei confusa. Poucas semanas antes, ela estava empolgada com o início da faculdade de enfermagem e com a chance de proporcionar uma vida melhor ao filho. Finalizando o curativo, sorri e perguntei a Al se poderíamos fazer algo mais por ele.

– Nada. Vocês duas são anjos na Terra.

Deja e eu nos despedimos, e eu fiz questão de repetir que ele poderia ligar para a central de emergência sempre que precisasse.

No caminho de volta ao carro, enfiei as mãos nos bolsos do casaco para protegê-las do vento frio que soprava da água. Após um minuto de silêncio, Deja falou:

– Vou pedir demissão.

Fiquei atônita. Ela era a melhor auxiliar de enfermagem com quem eu já havia trabalhado. Queria respeitar sua decisão, mas parte de mim desejava convencê-la a ficar.

– Travis me ofereceu um aumento e uma promoção para treinar outros auxiliares – revelou ela.

Mais confusa ainda, exclamei:

– Que maravilha! Você merece! Vai ser *excelente* nessa função.

Deja balançou a cabeça.

– Não posso aceitar. Fiz e refiz as contas várias vezes. O seguro-saúde para mim e meu filho custaria 900 dólares por mês, o que significa que eu ganharia menos do que ganho hoje, já que temos assistência gratuita pelo Medicaid. Se eu aceitar o aumento, perderemos esse benefício. Meu filho está doente. Não posso correr o risco de ficar sem plano de saúde.

Tentei assimilar as palavras dela, buscando uma solução.

– Eles não podem manter você no cargo atual sem o aumento? – perguntei.

Ela negou com a cabeça, as tranças balançando.

– A vaga já foi preenchida. Consegui um emprego em outra empresa. Esta é minha última semana.

Suspirei pesadamente.

– Vou sentir sua falta.

– Também vou sentir sua falta, Hadley. Às vezes a vida é cruel, não é?

– É, sim. Muito.

※

Mais tarde naquela noite, enquanto passava creme no rosto antes de dormir, contei a Chris sobre a saída de Deja.

– Que droga. Bem, pelo menos agora, se for demitida por oferecer comida ao seu paciente, você terá alguém em outra empresa para te indicar a uma vaga – brincou ele.

– Errado você não está – comentei rindo, enquanto jogava água no rosto.

Vesti o pijama e dormi até o celular tocar, várias horas depois. Olhei a tela: eram 3h33 da madrugada. Confusa, vi que era Amanda quem estava ligando.

– Alô? – atendi, grogue, entrando no banheiro para não acordar Chris.

– Hadley, desculpa. Sei que você não está de plantão hoje, mas o amigo do Albert ligou. Parecia muito urgente, mas, quando eu disse que o plantão não era seu, ele desligou. Tentei ligar de volta, mas ninguém atendeu.

– Ai, meu Deus – suspirei.

– Já falei com Travis. Você não precisa ir e...

– Preciso, sim – eu a interrompi. – Eles nunca ligam, por mais que eu peça, então sei que é urgente. Estou indo.

Senti a adrenalina percorrer meu corpo e usei a lanterna do celular para revirar nossas gavetas em busca de um jaleco limpo. Já vestida, sacudi Chris de leve para acordá-lo.

– Chris, não fica bravo. Preciso atender um paciente. Depois explico melhor.
– Hein? Você está plantão?
– Não, mas tenho que ir.
– Sua terapeuta falou que desse jeito você vai acabar com burnout – disse ele, já mais desperto.
– Amor, confia em mim, por favor. Sei que tem alguma coisa errada. Todo mundo já deu as costas a esse homem e não quero fazer o mesmo.
– Tudo bem, vai lá. Confio em você, só fico preocupado.
– Eu sei. Te amo.
Com isso, eu o beijei de leve e saí correndo porta afora.

※

Ao me aproximar da ponte, avistei uma fogueira acesa e silhuetas amontoadas em volta dela. Fechei o casaco pesado para me proteger do frio. Apesar do ambiente em que me encontrava, não senti medo. Albert tinha razão: todos sabiam por que eu estava ali e ninguém mexeria comigo. Passei por garrafas vazias, por pessoas que falavam sozinhas, e fui me acalmando. Olhei em volta, tentando identificar os rostos, até que reconheci Gil. Vi o alívio estampado em seu semblante.
– Você veio – disse ele, contornando a fogueira e caminhando em minha direção.
– Claro que vim. O que houve?
Gil coçou a nuca.
– Vou deixar que ele mesmo conte. Mas, por favor, escute antes de chamar o médico.
Assenti, confusa, e segui Gil até a barraca de Al. Encontrei-o deitado no chão, coberto por um lençol fino. Pousei a maleta de enfermagem no chão e me abaixei, a areia se acomodando em volta do meu corpo enquanto eu me sentava.

– Oi, estou aqui – falei suavemente.

Al abriu os olhos e me encarou.

– Hadley, preciso contar uma coisa. Sei que é um efeito colateral da medicação, mas, por favor, me ouça primeiro.

– Sou toda ouvidos. Não vou te julgar – assegurei, cobrindo minhas mãos geladas com as mangas do casaco.

– Eu sei, mas, por favor, não suspenda o medicamento. – Al fez uma pausa e disse: – Minha mãe está aqui.

Fiz que sim com a cabeça, sem esboçar outra reação, incentivando-o a continuar.

– Minha mãe morreu há muito tempo. Sei que é uma alucinação, mas nunca fui tão feliz. Estou sem dor e ao lado da minha mãe. Por favor, não tire o remédio de mim.

– Al, e se não for alucinação? – sugeri.

Ele fez uma pausa e olhou ao longe, para a escuridão. Depois sorriu.

– Você acredita mesmo que é minha mãe? Não acha que é loucura da minha cabeça?

– Acredito em você. Não acho que seja loucura. Ela disse alguma coisa?

– Disse que vamos fazer uma viagem e que eu preciso descansar bem.

– Então acho melhor você obedecer – falei, sorrindo.

Gil estava ao nosso lado, sorrindo também, seus lábios pronunciando um "obrigado" sem som.

– Não vamos deixá-lo sem a medicação – assegurei a Gil.

Abri o cofre e peguei a morfina. Fiquei surpresa: o frasco estava tão cheio quanto no dia anterior. Al estava sem dor e não havia tomado morfina naquele dia, então a experiência dele não era *mesmo* um efeito colateral do medicamento.

– Viu só? Não foi... – comecei a dizer, mas notei que Al já estava dormindo profundamente. – Vou deixá-lo descansar – falei para Gil. – Volto de manhã. Ou melhor, daqui a algumas horas, porque já está de manhã.

– Obrigado por tratá-lo como um ser humano – disse Gil.

– Obrigada por ser um amigo incrível. Ele não estaria aqui se não fosse pela sua ajuda.

Caminhando de volta ao carro, senti uma presença silenciosa, como se houvesse um amigo ao meu lado. Era um silêncio agradável, que prescindia de palavras. Eu não poderia me sentir mais protegida.

Ao chegar em casa, voltei para a cama e tentei dormir mais um pouco. Deitada, continuei sentindo a mesma presença. Não era assustadora; era como se uma pessoa amiga estivesse no mesmo cômodo que eu, mas fora do meu campo de visão.

Algumas horas depois, me levantei ainda grogue. Dava para ouvir Brody brincando no quarto ao lado. Eu continuava com aquela estranha sensação de não estar só. Fui até a cozinha, onde Chris já estava tomando café.

– Mesmo quando estou sozinha, sinto que não estou – comentei com ele. – Já teve essa sensação?

– Não com muita frequência, mas sei do que você está falando.

– Talvez seja só cansaço – concluí, voltando ao quarto para me arrumar.

Peguei um jaleco limpo na gaveta da cômoda e o vesti, para em seguida jogar o pijama no cesto de roupa suja. O pijama caiu em cima do jaleco que eu tirara algumas horas antes, e percebi que não havia tirado meu crachá. Vasculhando o cesto, de repente senti uma rajada de vento na nuca. Fiquei paralisada. Com muito medo de olhar na direção do vento, esperei alguns segundos, abri a porta do quarto e perguntei a Chris:

– Amor, o ar-condicionado às vezes sopra do nada?

– Sim. Por quê?

– Nada, não. Impressão minha. Obrigada.

Fechei a porta novamente e ri de mim mesma. Passei maquiagem e prendi o cabelo num coque. Vesti Brody, peguei-o no colo e caminhei até o carro. Tive a sensação de que estava esquecendo alguma coisa, mas não sabia o que era. Depois de deixá-lo na creche, lembrei que não havia tirado o crachá do jaleco sujo. Resmungando, dei meia-volta, sabendo que chegaria atrasada para a reunião da manhã, mas também sabendo que Travis me faria voltar em casa para buscá-lo, de qualquer maneira. Entrei em casa correndo, arranquei o crachá do jaleco sujo, olhei para o relógio e fiquei aliviada quando percebi que chegaria só um ou dois minutos atrasada.

No caminho para o trabalho, o trânsito engarrafou de repente.

– Droga! – reclamei em voz alta, frustrada. – Agora mesmo é que vou me atrasar.

Alguns minutos depois, os carros voltaram a andar lentamente. Uns dois quilômetros adiante, entendi o motivo da lentidão: um caminhão tinha batido na traseira de um carro. Constatei, atônita, que o acidente tinha sido feio, mas teria sido muito pior se o veículo atingido não fosse tão robusto. *Poderia ter sido eu e talvez eu tivesse morrido*, pensei. Felizmente, todos os envolvidos pareciam estar a salvo. De repente fiquei grata por ter esquecido o crachá.

A reunião da manhã, na qual Travis anunciou a saída de Deja, transcorreu normalmente, embora meu semblante denunciasse meu descontentamento.

– Vamos decidir quem traz o quê para a festa de despedida dela – dizia Travis quando a recepcionista abriu a porta e olhou diretamente para mim.

– Albert faleceu – anunciou ela. – O amigo dele acabou de ligar.

Peguei minhas coisas, saí silenciosamente da reunião, entrei no carro e parti em direção à ponte.

❧

Ao chegar, deparei com uma bela visão. Os outros moradores de rua, que eu conhecia de vista, estavam reunidos em volta de Al, orando de mãos dadas. Eles me deixaram entrar, sorrindo para mim educadamente, os rostos banhados de lágrimas. Quando puxei o estetoscópio para confirmar a hora do óbito, iniciei meu cronômetro de dois minutos e olhei em volta para todas as pessoas que amavam Al. Ouvi-as orando por ele, algumas de olhos abertos, outras de olhos fechados, e fiquei muito feliz por ele ter ficado ao lado de pessoas que eram como da família. Após dois minutos, registrei a hora do óbito e ergui o olhar; foi quando vi Gil a alguns metros de distância, sentado na areia e fitando a água.

– Oi – falei calmamente, caminhando até ele.

– Bem, sabíamos que este dia chegaria, não é? – comentou ele, aos prantos. – Al gostava muito de você. Obrigado por cuidar dele.

– Eu também gostava muito dele – falei, sentando-me ao lado de Gil. – Liguei para uma funerária que faz cremações gratuitas. Se nenhum parente próximo se apresentar, você gostaria de ficar com as cinzas?

– Sim, ele quer que eu as espalhe aqui com todo mundo. Você pode vir também – convidou ele.

– Estarei aqui, com certeza.

❧

Quando chegaram, os funcionários da funerária colocaram Al cuidadosamente na maca com a ajuda de Gil, que se despediu do amigo com lágrimas escorrendo pelo rosto.

– Não deixe de me avisar quando forem espalhar as cinzas, está bem? – pedi a Gil.

– Aviso, sim.
– Então até logo?
– Até logo – disse ele, esboçando um sorriso.

Acenei e comecei a ir embora. Segundos depois, ouvi Gil me chamar:

– Ah, Al disse outro dia que tinha um mau pressentimento de que você se envolveria num acidente de carro. Dirija com cuidado, está bem?

Parei de andar por alguns segundos, paralisada, depois me virei para Gil.

– Obrigada. Pode deixar.

Ao longo dos anos, passei a me sentir cada vez mais à vontade com acontecimentos inexplicáveis ou ilógicos. Hoje acredito que a presença que senti tão fortemente naquela noite e na manhã seguinte estava de alguma forma ligada a Al – uma presença olhando por mim.

CAPÍTULO ONZE

Frank

❧

Entrei na sala de reunião carregando minha tigela de macarrão com queijo e dei uma olhada ao redor. A faixa pendurada sobre a longa mesa de madeira dizia VAMOS SENTIR SUA FALTA! A festa de despedida de Deja aconteceria durante nossa reunião semanal com o Dr. Kumar.

Peguei a caneta no bolso do jaleco para assinar o cartão. Quando terminei de escrever minha mensagem, dizendo que ela era uma excelente auxiliar de enfermagem e que seria difícil substituí-la, o Dr. Kumar chegou com o prato dele a tiracolo.

– Hum, que cheiro bom! – exclamei quando ele o colocou sobre a mesa, ao lado do meu. – O que é?

– Samosa. Mas não vou me gabar, quem fez foi minha esposa.

– Ainda bem – brinquei.

O Dr. Kumar apoiou o laptop na mesa e o ligou na tomada. Ainda estava com o jaleco do hospital. Bastou tirá-lo para se lembrar do assunto que tinha para tratar comigo.

– Ah, estou ajudando a criar um programa novo no hospital – anunciou ele.

– É mesmo? – respondi, dando uma olhada no celular, distraída com a enxurrada de e-mails que haviam inundado minha caixa de entrada nos últimos trinta minutos.

– É, e acho que seria um bom trabalho para você também. Você já deve estar completando dois anos aqui, certo?

– Completei dois anos semanas atrás – falei.

– Bem, eu gostaria que você e Amanda começassem a trabalhar no hospital. Reparei que os familiares dos pacientes têm muitas perguntas sobre cuidados paliativos e nem sempre os assistentes sociais conseguem responder.

– É, faz sentido – comentei.

Assim que o Dr. Kumar terminou de explicar o programa, Travis entrou na conversa:

– Já temos até um paciente para você.

– Rápido assim?

– Quer conhecê-lo quando acabar a reunião?

– Claro, posso tirar as dúvidas que ele tiver. É tranquilo – respondi na mesma hora.

※

Era a primeira vez que eu pisava no hospital desde que minha sogra falecera. Absorvi o ambiente e seus sons e odores conhecidos – o piso parecia ter sido encerado recentemente e o cheiro de produtos de limpeza pairava no ar, como sempre. Havia uma recepcionista sentada atrás de uma mesa oval, pronta para fornecer informações. Passei por ela e me dirigi aos elevadores. Como eu estava de jaleco, ninguém perguntou para onde eu estava indo.

Repassei mentalmente o que eu já sabia sobre meu novo paciente, Frank, para que a família não precisasse me explicar tudo de novo. Cuidar de Babette me mostrara quanto isso podia ser cansativo e frustrante.

Cheguei ao quarto 328, um aposento espaçoso, com um sofá e uma janela grande. O paciente, um homem com uma enorme atadura enrolada no pescoço, estava roncando baixinho no encosto levantado do leito. No sofá, uma mulher na casa dos 60 tricotava, os óculos na ponta do nariz.

– Oi, sou a Hadley, do serviço de cuidados paliativos – me apresentei à mulher, em voz baixa.

Ela levantou o olhar para mim.

– Cheryl – respondeu, interrompendo o tricô e me estendendo a mão.

Eu a cumprimentei e perguntei se podia me sentar numa das cadeiras. Ela fez que sim e me sentei, tirando da pasta os folhetos informativos e uma caneta.

– Antes de começarmos, alguma dúvida? – perguntei.

– Somos obrigados a rezar ou participar de algo religioso?

– Não, não. Cuidamos de pessoas de todas as religiões. Temos um capelão para quem desejar, mas não é obrigatório.

– Certo – respondeu ela, aliviada –, porque andei buscando ajuda e só encontrei organizações religiosas que queriam vir e rezar, mas esse tipo de coisa não é para nós.

– De que tipo de ajuda vocês precisam? – perguntei. – Temos uma ótima assistente social.

– Bem, hoje pela manhã ficamos sabendo que Frank vai precisar de mais uma transfusão de sangue.

Assenti, incentivando-a a continuar.

– Mas é opcional – prosseguiu ela –, já que ele está sendo encaminhado aos cuidados paliativos. A transfusão só lhe daria mais alguns dias. Não temos plano de saúde, então teríamos que bancar as despesas. Perguntei quanto custaria e estou aguardando a resposta, mas imagino que seja algo na casa dos milhares de dólares.

Enquanto ela falava, avaliei mentalmente as opções. Ele ainda não tinha 65 anos, o que o desqualificava para o Medicare.

– Tentou o Medicaid? – perguntei.

– Negaram. Temos uma empresa que administra aluguéis

por temporada, então faturamos bem nos meses de verão e muito pouco no inverno. Nossos impostos mostraram que tivemos uma renda muito boa no ano passado, 50 mil dólares, mas foi tudo embora quando Frank adoeceu. Procurei um seguro privado, mas não temos como arcar com os custos mensais.

– Bem, a boa notícia sobre os cuidados paliativos é que aceitamos pacientes por caridade, ou seja, nosso serviço seria gratuito. Mas acredito que a transfusão de sangue não estaria incluída – informei, sem saber bem o que fazer.

Minha reflexão foi interrompida quando Frank começou a tossir violentamente, segurando a atadura em volta do pescoço. A esposa se levantou na mesma hora e o acudiu, pressionando o curativo. A tosse parou e ele relaxou na cama, olhando para mim.

– Você é do financeiro? – perguntou ele.

– Não, sou do serviço de cuidados paliativos. Vim saber se vocês têm alguma dúvida.

– Onde diabos está o pessoal do financeiro? – retrucou ele, nitidamente irritado.

Eu não o culpava. Esperar alguém responder se você pode se dar ao luxo de viver mais alguns dias devia ser uma tortura.

– Só um minuto. Vou ver o que posso fazer.

No corredor, encontrei a secretária da unidade. Expliquei a situação e ela apontou para trás com o polegar, para uma mesa onde havia mulheres digitando no computador.

– Oi – falei, me aproximando do grupo de mulheres. – Não quero pressionar ninguém, mas vocês saberiam informar o custo da transfusão de sangue do paciente Frank, no quarto 328?

Uma mulher de coque alto e escuro remexeu em alguns papéis e respondeu:

– Sim, mas ainda não tive tempo de passar lá. Eles não têm

como arcar com os custos. Vá em frente e chame o pessoal dos cuidados paliativos.

– Ah, na verdade eu sou do serviço de cuidados paliativos.

– Ótimo! – exclamou ela, assinalando o papel à sua frente. – Você mesma pode dar a notícia. Menos uma coisa para eu fazer.

Com isso, ela virou o rosto e voltou a encarar a tela do computador.

– Acho que não é minha função – respondi, mas ela não me ouviu, ou preferiu não ouvir, pois continuou digitando.

Que maravilha, pensei ao voltar para o quarto 328.

※

– Encontrei uma funcionária do hospital e ela me informou que, bem, o custo da transfusão é alto demais – comuniquei a Frank e Cheryl. – Só não sei o valor exato.

Os dois se entreolharam.

– Poderíamos usar nossas reservas – sugeriu Cheryl.

Frank suspirou.

– Não quero que você fique à míngua quando eu me for.

– E eu não quero perder você – retrucou ela.

– De que me adianta viver mais alguns dias? O resultado vai ser o mesmo. Basta assinar a papelada da moça aqui.

Cheryl se virou para mim com lágrimas nos olhos.

– Bom, então é isso. Onde eu assino?

Fiquei impressionada. Não conseguia nem me imaginar diante de uma escolha como aquela. Refleti um pouco e informei que o hospital transferiria Frank para casa e que eu os encontraria lá para concluir o processo de admissão. Cheryl assentiu e Frank ficou olhando para a frente, impassível.

※

Algumas horas depois, lá estava eu, diante da casa deles, com a papelada da admissão na mão. Toquei a campainha e aguardei na varanda até Cheryl atender.

– Olá de novo. Desculpa, esqueci seu nome – disse ela, me convidando para entrar.

– Meu nome é Hadley, mas sei que você deve estar muito ocupada. Não se preocupe com detalhes.

– É muita coisa para assimilar – admitiu ela, me levando até o quarto do casal, onde Frank dormia profundamente.

Tentei não incomodá-lo ao fazer a avaliação. Frank tinha câncer de cabeça e pescoço. Um enorme tumor se projetava do pescoço, coberto pela atadura. Eu havia conversado com o Dr. Kumar durante o trajeto e ele me instruíra a trocar o curativo só quando a compressa de gaze estivesse muito molhada de sangue. Era provável que o sangramento ocorresse lentamente. O Dr. Kumar também me avisara que esse tipo de morte era raro e terrível de se testemunhar.

Depois de fazer tudo que podia sem perturbar o sono de Frank, eu o acordei para perguntar se estava sentindo alguma dor. Ele respondeu que não, que o adesivo de fentanila estava surtindo efeito. À medida que eu avançava no formulário de admissão, cheguei à seção sobre espiritualidade. Eu sabia que Cheryl preferia evitar a questão, mas eu era obrigada a perguntar.

– Frank, quais são suas crenças espirituais?

– Sou ateu. Não acredito em vida após a morte.

Registrei a resposta no tablet.

– Você tem alguma preocupação em especial?

Eu fazia essa pergunta a todos os pacientes, e os ateus costumavam responder apenas que não.

– Ah, tenho medo do que vem depois – disse ele –, mas duvido que você possa ajudar com isso. Acho que não há mais nada depois que morremos.

– Acho que se sentir assim é mais comum do que se pensa –

falei. – Eu também costumava ter medo do que vem depois da morte, e muitos pacientes já me disseram a mesma coisa.

– *Costumava*? O que mudou?

Refleti bem sobre o que iria dizer, pois não queria dar uma resposta leviana. Quando mais jovem, eu acreditava na vida após a morte sem questionar. Depois que Taylor faleceu, e durante a maior parte da minha adolescência e juventude, comecei a questionar minhas crenças em termos de tudo ou nada: ou existia uma espécie de paraíso religioso ou apenas o vazio. Para mim, havia uma resposta específica e definitiva para tudo – para a vida e para a morte – ou não havia resposta alguma. E agora, como enfermeira especializada em cuidados paliativos, eu tinha testemunhado muitas situações que o mero acaso ou a medicina não dariam conta de explicar. Para cada paciente meu que via um ente querido já falecido, para cada coincidência inexplicável que eu testemunhava – como o incêndio previsto por Edith ou o acidente de carro intuído por Al –, meus colegas de trabalho tinham mais dez. Eu não tinha como ignorar as evidências de que havia algo além da morte. Para mim, *isso* era algo que não tinha explicação racional.

Quando mais jovem, eu estava sempre em busca de explicações para tudo que acontecia. Como é que coisas lindas e milagrosas podiam acontecer ao mesmo tempo que tantas coisas ruins? Como disse Theresa certa vez, como é que Deus permitia isso? Mas, depois que passei a trabalhar com cuidados paliativos, comecei a questionar essa visão de mundo. Minha terapeuta me deixou mais à vontade para lidar com o que chamamos de "passagem".

– Pode haver um meio-termo – dissera ela numa de nossas conversas.

Eu podia aceitar que coisas ruins aconteciam neste mundo, e que eu presenciava momentos espirituais no trabalho e na vida, sabendo que ambas as situações eram igualmente reais.

❧

Eu estava pronta para responder à pergunta de Frank.

– *Isso* mudou tudo – falei, abarcando o quarto dele com um gesto. – Cuidar de pessoas como você. Assistir pacientes que veem parentes que já se foram. Ver o medo deles desaparecer antes de partirem. Coincidências. Acredito que possa haver uma ou outra coincidência, mas centenas delas? Aí já não creio que seja o acaso.

– Talvez um dia você escreva um livro – comentou Frank, esboçando um sorriso.

– Talvez. – Sorri de volta para ele.

– Só tem um detalhe: você tem que me incluir no livro. Quero que as pessoas saibam que nem todo mundo acredita na vida após a morte.

– Combinado – falei, oferecendo meu dedo mindinho.

Percebi que a voz dele estava ficando cansada e acelerei o restante da avaliação para ele repousar.

Ao sair, perguntei se Cheryl tinha mais alguma dúvida. Ela ficou grata pela ajuda, mas percebi que estava exausta. Pedi que descansasse um pouco e me ligasse caso surgisse algum problema.

❧

Na reunião diária por telefone, informei ao restante da equipe a situação de Frank e enfatizei que ele e a esposa não desejavam nenhuma imposição religiosa. Todos se mostraram de acordo e saí da ligação, pronta para voltar para casa depois de um dia de trabalho. Pensei muito sobre o que aconteceria se Frank tivesse uma hemorragia e como seria traumático para Cheryl ver aquilo. Rezei para que não acontecesse, mas aceitei que essas coisas não estavam sob meu controle. Foi uma habilidade que aprendi na terapia e que eu estava começando a colocar em prática. Não sei se minha terapeuta teria concordado, mas, quando me sentei no sofá naquela noite e assisti a um filme com Brody e Chris sem ficar olhando o celular um milhão de vezes para ver se não tinha perdido uma ligação de trabalho, senti que estava me saindo muito melhor.

※

Dois dias depois, fui até a casa de Frank. Assim que Cheryl abriu a porta, vi a preocupação em seu olhar.

– Ele tem conversado sozinho.

– Tudo bem, é absolutamente normal – garanti. – Vamos dar uma olhada nele para eu explicar melhor as coisas para você.

Quando entramos no quarto, notei que Frank estava mexendo no curativo do pescoço. De resto, parecia calmo.

– Querido, a enfermeira está aqui – disse Cheryl. – Eu disse a ela que você está confuso.

Frank olhou para mim e esboçou um sorriso.

– Não estou confuso. Minha irmã veio me visitar e você ficou com medo – retrucou ele para a esposa com toda a calma e segurança do mundo. – Não precisa ter medo da minha irmã.

– Sua irmã já faleceu – replicou Cheryl, a voz subindo uma oitava.

Coloquei a mão no braço dela e perguntei:

– Os papéis da admissão estão por aqui?

Ela assentiu, limpando o nariz com um lenço e indo buscar os documentos na cômoda. Com o material em mãos, folheei a papelada até encontrar o pequeno folheto azul com informações sobre a proximidade do fim da vida. O folheto fora incorporado ao material de cuidados paliativos cerca de um ano após o início do meu trabalho porque o fenômeno era muito frequente, a ponto de ser uma etapa esperada durante a piora do quadro.

Mostrei a Cheryl a página que explicava ser normal o paciente terminal relatar a visita de entes queridos que já partiram.

– Mas por que isso acontece? – quis saber ela.

Dei de ombros.

– É uma dessas coisas que simplesmente acontecem. Acho que cada um tira as próprias conclusões.

– Não queríamos nenhuma experiência religiosa – disse ela, com evidente frustração. – Deixei isso bem claro.

– Na verdade esse é um fenômeno clínico. Acontece com pessoas de todas as crenças espirituais.

– Sempre achei que isso acontecia com pessoas confusas por causa da doença, mas Frank não está confuso. Ele está feliz. Como ele pode estar feliz?

– Queria saber responder. Eu mesma só fui aceitar o mistério há pouco tempo. Tudo que sei é que Frank e outros pacientes como ele nos ensinam a não ter medo. Um dia vamos descobrir.

– Acredito nele – disse ela lentamente. – Um dia vamos descobrir – repetiu, ajoelhando-se ao lado da cama do marido e segurando sua mão.

✤

Pouco depois, Frank entrou em coma. Eu disse a Cheryl o que digo a todos os familiares quando me perguntam quanto tempo o paciente ainda tem de vida.

– Em geral umas 72 horas depois que entra em coma. Já vi pacientes partirem em apenas alguns minutos e já vi outros demorarem uma semana, mas podemos afirmar com certa segurança que geralmente ocorre em 72 horas.

Durante dois dias, Cheryl não saiu do lado de Frank. No terceiro dia, perguntei se poderíamos chamar nosso voluntário, Will, para ela descansar um pouco.

– Tem algum custo? – perguntou ela.

– Não, nem para você nem para a empresa. É só uma pessoa de bom coração. Acho que você vai gostar dele.

Ela concordou e, a caminho da casa do paciente seguinte, perguntei a Will se ele poderia ficar com Frank naquela noite para Cheryl descansar um pouco. Ele topou e prometeu estar lá às sete horas. Como eu estaria de plantão, pedi que ele ligasse diretamente para mim se precisasse de alguma coisa.

– Você está mesmo de plantão ou está abrindo uma exceção para Frank? – perguntou Will.

– Ei, virou terapeuta agora, é? – brinquei. – Estou de plantão mesmo. Minha terapeuta diz que trabalho demais, então parei com as horas extras.

– Duvido.

– Faz bem, porque é mentira... mas juro que estou trabalhando menos – concluí, rindo.

❧

Will me ligou por volta das dez da noite. Eu estava grata por ter conseguido colocar Brody na cama depois de jantar com ele e Chris.

– O curativo do Frank está vazando bastante – informou Will.

– Devo acordar a Cheryl?

– Não! – respondi na mesma hora, sabendo o que ela poderia testemunhar. – Já estou indo.

❧

Entrei silenciosamente na casa e fui até o quarto do casal, fazendo o possível para não acordar Cheryl, que dormia no sofá da sala. O quarto estava escuro, com exceção do abajur na mesa de cabeceira iluminando os trabalhos dos alunos de Will. Quando não estava sendo um bom samaritano, Will era professor e, muitas vezes, corrigia provas e trabalhos enquanto os pacientes dormiam.

Quando meus olhos se ajustaram à luz fraca, vi que o curativo de Frank estava encharcado e que ele estava mais pálido do que naquela manhã. Era evidente que ele estava sangrando aos poucos, como o Dr. Kumar havia alertado. Peguei as luvas e uma gaze limpa na minha maleta e busquei uma lixeirinha no banheiro ao lado, colocando-a aos meus pés, ao lado da cama de Frank. Tirei a gaze velha e pressionei a gaze limpa em seu pescoço, mas o novo curativo ficou encharcado em questão de minutos. Não tive escolha a não ser ficar vigiando e trocando a gaze regularmente. Percebi que Will me observava enquanto eu fazia pressão no pescoço de Frank.

– O que você faz é incrível – falei a ele, em voz baixa. – Acho que nunca agradecemos devidamente a sua ajuda.

Ele deu de ombros.

– Faço isso por mim.

– Você está sendo modesto. Duvido que seja só isso.

– Quer ouvir uma história? – perguntou ele.

Assenti e Will continuou:

– Minha mãe morreu quando eu era adolescente.

– Sinto muito – falei, mas Will levantou a mão para me interromper.

– Eu não estava lá. Havia um ano que não nos falávamos. Tivemos uma discussão quando eu me assumi e paramos de nos falar depois disso. Ela morreu sozinha. Esta foi a maneira que encontrei de lidar com a situação: resolvi não deixar mais ninguém morrer sozinho.

Absorvi as palavras dele enquanto trocava o curativo de Frank mais uma vez. Eu queria dizer a Will que não era culpa dele, mas não me pareceu certo dar minha opinião – ele não havia pedido. Em vez disso, apenas afirmei que o que ele fazia era incrível independentemente da motivação. Ele voltou a corrigir as provas e eu fiquei ali, segurando o curativo no pescoço de Frank.

Nos meses anteriores, eu vinha seguindo o conselho da minha terapeuta e praticando a compaixão, em vez da empatia. Durante muito tempo – desde meus primeiros dias no pronto-socorro – era a empatia que me movia. Eu me colocava no lugar do paciente ou do cuidador e de pessoas como Will. Sentia a dor e a perda deles, e aquilo me *consumia*. Para ser sincera, acho que essa capacidade de sentir o que os outros estão sentindo é o que, em parte, me torna uma boa enfermeira, em especial uma boa enfermeira de cuidados paliativos. Mas o preço é alto, e tenho certeza de que é uma das razões pelas quais os profissionais da área enfrentam tantos problemas de saúde mental e não permanecem muito tempo na carreira. De fato, pelo que ouvi, apenas um em cada quatro enfermeiros de cuidados paliativos consegue exercer a profissão por mais de cinco anos.

Compaixão por outro lado, é a capacidade de sentir algo por uma pessoa e pela situação dela sem se deixar afetar pessoalmente. A compaixão me permite estar presente sem assumir a situação como se fosse minha. Assim continuo sendo uma boa enfermeira sem chegar ao esgotamento nem recorrer ao humor mórbido, como fazem tantos em minha profissão para manter a sanidade mental. É o que me permite testemunhar um dos momentos mais importantes na vida de uma pessoa e de seus entes queridos.

Eu *queria* continuar fazendo meu trabalho. Queria seguir auxiliando as pessoas a partirem no conforto de casa, e conhecer suas histórias, seus familiares e seus animais de estimação ao longo do processo. Queria continuar fazendo parte da criação de um ambiente sereno nos instantes derradeiros dos meus pacientes, ao mesmo tempo cuidando de mim mesma e dos meus entes queridos.

Eu e Will estávamos ao lado de Frank quando ele faleceu. Assim que o coração parou de bater, o sangramento cessou. Esvaziei a lixeira logo em seguida e chamei Cheryl para se despedir do marido. Ela só fez uma pergunta:
– Foi tranquilo?
Respondi com toda a sinceridade:
– Foi uma das passagens mais tranquilas que já testemunhei.

CAPÍTULO DOZE

Adam

❦

Não fiquei nada satisfeita quando me informaram que eu teria que cuidar de Adam.

– Você falou com Travis antes de me ligar? – perguntei à enfermeira da central de atendimento que acabara de me comunicar que eu seria responsável por um paciente com câncer de cérebro.

– Sim, ele está ciente – respondeu ela, um pouco confusa.

Interrompi a ligação e telefonei imediatamente para Travis.

– Já disse várias vezes que não atendo pacientes com câncer de cérebro. Deixei esse limite bem claro – falei assim que ele disse alô.

– Eu sei, eu sei. Mas não tem mais ninguém disponível no momento. Por favor... – implorou ele.

Furiosa, desliguei o telefone. A ideia de cuidar de pacientes com tumor cerebral, de presenciar a experiência que Babette deveria ter vivido, me nauseava. Aquele tinha sido meu trabalho mais importante e, no fim, não consegui concluí-lo. Chris e minha terapeuta tentaram me convencer de que a culpa não era minha, mas, seis meses depois, eu ainda carregava um remorso imenso.

❦

Estacionei na vaga do hospital e respirei fundo para me acalmar, em vão. Minha vontade era gritar. Entrei no hospital pela segunda vez desde que Babette falecera e perguntei à recepcionista qual era o quarto do paciente.

– Quarto 6 da emergência – respondeu ela.

Claro. O mesmo quarto onde minha sogra havia morrido.

Como sempre, a emergência estava lotada. Enfermeiras corriam de um lado para outro, bebês choravam e o som dos bipes era tão alto que não sei como as enfermeiras conseguiam distingui-los. Era uma realidade bem distinta dos ambientes tranquilos aos quais eu estava habituada.

Suspirei de novo e entrei no quarto 6. O paciente deitado no leito, que imaginei ser Adam, parecia ter no máximo 35 anos. Vestia um camisolão de hospital e estava conectado a vários fios; parecia estar em coma ou profundamente adormecido. Ao lado dele, sentada numa cadeira de plástico, uma jovem loira de cabelos lisos e desgrenhados segurava sua mão sem tirar os olhos dos monitores. Em outra cadeira, um menino de uns 6 ou 7 anos jogava Game Boy.

– Oi, sou a Hadley, do serviço de cuidados paliativos – me apresentei, fazendo o possível para manter a voz tranquila.

– Ah, oi! – respondeu a mulher, levantando-se para me cumprimentar. – Meu nome é Jillian.

– Desculpa, mas não me enviaram muitas informações.

Fui até a enfermeira, que também estava no quarto, digitando dados num computador.

– Poderia fazer um breve resumo do caso? – perguntei.

– Claro – disse ela, mascando chiclete. – Ele foi internado há cerca de uma hora. Câncer de cérebro. Não há o que fazer. É por isso que você está aqui.

Chocada com a frieza dela – ainda mais na presença da esposa e do filho do paciente –, assenti e falei que assumiria o caso. Então me sentei na cadeira vaga e olhei para Jillian.

– Podemos conversar um pouco sobre a evolução do Adam? Sei que não é fácil.

Ela engoliu em seco e começou a narrar os últimos acontecimentos. Adam trabalhava como corretor de imóveis quando começou a sentir muita dor de cabeça. Não tinha nenhum outro problema de saúde. Certo dia, ele desmaiou enquanto mostrava uma casa e o cliente chamou a ambulância. No pronto-socorro, descobriram um tumor cerebral do tamanho de uma bola de golfe. Adam começou a fazer quimioterapia e as coisas pareceram evoluir bem durante um tempo.

– Não sei dizer especificamente quando tudo piorou. Foi aos poucos – relatou Jillian.

– Sei muito bem como é – afirmei, acenando com a cabeça.

– Ele passou a comer cada vez menos e uma vez chegou a cair – continuou ela, antes de fazer uma pequena pausa. – Ah, a maioria das pessoas não entende o que quero dizer quando falo isso. Você já teve muitos pacientes com câncer de cérebro?

Interrompi minhas anotações e ergui o olhar. Cogitei contar a ela o caso de Babette, mas achei melhor não.

– Já – respondi.

– Ah, fico tão aliviada... – suspirou ela, tocando meu braço.

Senti minha guarda baixar.

– Bem, ele foi piorando até chegar a esse estado. Liguei para a emergência e agora estamos aqui. Ninguém nunca tinha mencionado cuidados paliativos antes. Não tenho ideia do que fazer. Tenho só 27 anos.

– Eu também – falei, sem pensar.

Eu não estava acostumada a cuidar de pessoas da minha idade, e o marido e o filho dela pareciam ter a mesma idade de Chris e Brody, o que tornava a situação ainda mais estranha.

– O que levou você a fazer esse tipo de trabalho? – indagou ela, instantaneamente constrangida com a franqueza da pergunta. –

Nossa, desculpa, eu não devia ter perguntado isso. Sou muito grata por existirem pessoas como você, mas eu nunca conseguiria fazer o que você faz.

Encolhi os ombros. Se pudesse expressar minha verdadeira opinião, teria confessado a Jillian que não conseguia me ver no lugar *dela* – tão jovem e quase viúva. Só de pensar, senti uma dor aguda me invadir.

– É importante para você que ele esteja em casa quando partir? – perguntei.

– Na verdade, prefiro que ele esteja em qualquer outro lugar – respondeu Jillian, olhando para o menino. – Não quero que nosso filho se lembre dele assim.

Eu entendia, mas achava que havia lugares melhores que o hospital para o caso dele. Nossa empresa tinha uma unidade de internação que não era muito diferente do hospital, mas ainda assim parecia a melhor escolha.

– Podemos levá-lo para um lugar parecido com este, mas que pertence à nossa empresa. Vou ver se é possível, só um minuto.

– Ah, ótimo. Obrigada!

Liguei para a central de internação e, quando a enfermeira atendeu, fui logo explicando a situação de Adam. Ela me interrompeu:

– Estamos com lotação máxima, querida.

– Jura? – questionei, surpresa. – Vocês nunca ficam lotados!

– Agora estamos. Em casos assim mantemos o paciente no hospital, mas em cuidados paliativos. Você pode orientar as enfermeiras daí a cuidarem dele.

– Certo, obrigada.

Desliguei o telefone, comuniquei o plano a Jillian e passamos à papelada necessária. Ao tirar da pasta o papel amarelo intitulado ORDEM DE NÃO REANIMAR, hesitei, me lembrando de Babette, e respirei fundo.

– Sei que esse documento intimida e é uma coisa muito séria, mas quero que entenda que, se decidir assiná-lo, nada vai mudar nos cuidados que prestaremos a Adam até chegar a hora dele.

Ela assentiu.

– Eu entendo. É isso que ele quer. Já conversamos sobre isso.

Jillian olhou para o papel, com a caneta em punho, mas não se mexeu.

– Alguma dúvida? – perguntei depois de alguns minutos.

Quando ela se virou para mim, vi lágrimas banhando seu rosto.

– É como se eu estivesse assinando o atestado de óbito dele, como se estivesse em paz com a morte dele... mas não estou – disse ela, aos prantos, pousando a caneta no papel.

Coloquei o braço ao redor dela, tentando confortá-la, mas meus olhos estavam marejados também. Ela relaxou e deixou o peso do corpo descansar contra o meu, aos soluços. Depois de alguns minutos, com a cabeça ainda apoiada no meu ombro, pegou a caneta e assinou o papel em meio às lágrimas, desculpando-se. Olhei para o filho do casal, aliviada ao ver que ele ainda estava ocupado com o joguinho.

– Não peça desculpas. Sua reação é normal – eu a tranquilizei.

Enquanto ela se recompunha e voltava a se sentar, concluímos a papelada.

Saí perguntando quem era responsável pelo caso do quarto 6 e acabei encontrando a pessoa certa. Expliquei que nossa unidade de internação estava lotada e que Adam provavelmente não teria mais muito tempo de vida.

– Podemos transferi-lo para o terceiro andar. Lá é bem mais calmo – disse ela.

Soltei um suspiro de alívio.

– Seria ótimo.

Voltei ao quarto 6 e notei que o menino não estava mais lá.

– Os avós vieram buscá-lo. Achei melhor assim – explicou Jillian, como se lesse meus pensamentos.

Pouco depois, chegou o maqueiro para levar Adam até o andar de cima. Embora Adam tivesse mais de 1,80 metro de altura, a doença o havia feito perder tanto peso que eu e a outra enfermeira conseguimos transferi-lo para outro leito sozinhas. Ele devia estar pesando uns 55 quilos, até menos.

Assim que nos acomodamos no terceiro piso, a enfermeira entrou e começou a aferir a pressão arterial no braço direito de Adam. Imaginei que ela só mediria a pressão, mas logo depois começou a colocar eletrodos no peito dele para monitorar a frequência cardíaca.

– Os eletrodos não vão ficar, certo? – perguntei a ela.

– Vão, claro que vão – respondeu.

– Imagino que você não esteja ciente, porque acabamos de decidir, mas ele está em cuidados paliativos exclusivos.

– E daí? – perguntou ela, levantando a sobrancelha.

– Bem, nosso objetivo é oferecer conforto ao paciente. Tudo bem aferir os sinais vitais de vez em quando, mas não há razão para ele ficar conectado o tempo todo a vários monitores.

A enfermeira suspirou e começou a remover os eletrodos.

– Acho que não vão permitir – disse ela –, mas vamos ver.

Ela saiu do quarto e Jillian foi buscar uma cadeira para se acomodar ao lado de Adam.

– Enfermeira de cuidados paliativos, venha aqui – ouvi uma voz me chamando na porta.

Confusa, pedi licença e fui até o corredor, onde encontrei um médico da unidade médico-cirúrgica.

– Todos os nossos pacientes são monitorados – afirmou ele em tom rígido. – Não me interessa se ele está em cuidados paliativos ou não.

Alguns anos antes, quando ainda era novata na área, eu não o teria contestado. Mas naquele momento eu sabia o que era certo e errado e me sentia confiante para explicar minhas razões.

– Se você estivesse morrendo, gostaria de estar conectado a um monte de monitores? – perguntei.

– Não trabalho com situações hipotéticas. A política do hospital é essa e pronto – decretou ele, elevando o tom de voz.

Tive a impressão de que as enfermeiras não o questionavam com muita frequência.

– O que está acontecendo aqui? – uma voz perguntou atrás de mim.

Quando me virei, vi que era o Dr. Kumar.

– Essa enfermeira é da sua equipe? – perguntou o médico, irritado.

– Sim, o que houve?

– Aparentemente, a mocinha acha que pode ignorar nossa política de monitoramento de pacientes – respondeu o médico, obviamente tentando me constranger.

O Dr. Kumar olhou para mim e se voltou para o médico.

– Que motivo o colega teria para manter o paciente monitorado?

– A mesma política que você segue.

– E qual o motivo que Hadley está alegando para não monitorar o paciente?

– Conforto – respondeu o médico, com desdém.

– Certo. Digamos que a frequência cardíaca dele despenque. Você vai tomar alguma atitude?

– Não.

– Vai fazer alguma coisa se as leituras dos monitores estiverem anormais? – perguntou o Dr. Kumar.

– Não – respondeu ele mais uma vez, desviando o olhar, como se quisesse fugir dali.

– Então não vejo motivo algum para monitorar o paciente. Você não quer causar nenhum desconforto desnecessário, quer?

– Não – disse o médico mais uma vez, cabisbaixo.

O Dr. Kumar me guiou pelo braço de volta ao quarto de Adam.

Eu estava agradecida pela presença dele, mas confiante de que teria resolvido sozinha o impasse. Entretanto, fiquei satisfeita com o desfecho. Senti que estava na profissão certa.

Essa sensação boa desapareceu assim que olhei para Jillian. Ela estava abraçada ao corpo do marido, tentando ficar o mais perto possível dele. Pousei a mão em suas costas.

– Acho que ele está partindo – disse ela, com o rosto molhado de lágrimas.

Olhei para Adam, que respirava com dificuldade.

– Quer se deitar na cama ao lado dele? – perguntei.

– Posso?

Fiz que sim e baixei a grade para ela subir na cama. Jillian apoiou a cabeça no peito do marido e começou a cantar baixinho. Eu me afastei da cama, mas continuei ali, presente. A voz de Jillian cantando "Hallelujah", uma das músicas favoritas de Babette, era linda. Quando ela terminou o último refrão, Adam deu seu último suspiro. Foi um momento belíssimo e comovente, que tive a bênção de presenciar.

Ao chegar em casa naquela noite, encontrei Chris na bancada da cozinha com um saco de batatas chips na mão. Eu me aproximei dele e o abracei bem forte.

– Teve um dia difícil, amor? – perguntou ele.

Meus olhos se encheram de lágrimas.

– Atendi um paciente da sua idade hoje. Ele tinha esposa e um filho pequeno. Faleceu. Câncer de cérebro. No hospital, mas por escolha própria – balbuciei. – Não quero perder você nunca.

– Também não quero te perder nunca, meu amor – disse Chris, beijando minha testa com ternura. – Mas como assim "por escolha própria"?

Dei um profundo suspiro e respondi:

– Ele quis falecer no hospital. Ao contrário da sua mãe, de quem eu deveria ter cuidado em casa.

– Olha, tenho pensado muito sobre isso. Acho que era para ser assim.

– Assim como? – perguntei.

– Veja bem, se você não tivesse esquecido o medicamento, não teria ido para o hospital. Se não fosse o furacão, não teria ido para *aquele* hospital especificamente, e eu estaria bem longe dali. Se nada daquilo tivesse acontecido, ela estaria em casa.

– Sim, era o que havíamos planejado.

– Acontece que eu não estaria lá. Estaria em outra clínica e não teria me despedido dela. Acredito de todo o coração que tudo tem um motivo.

– Tudo tem um motivo – repeti, percebendo naquele momento que eu realmente acreditava nessas palavras.

CONCLUSÃO

Cuido de pessoas que estão prestes a ingressar no desconhecido, por isso muitas vezes me perguntam quais são minhas crenças. A resposta não é simples, como você pôde ler nestas páginas. Já cuidei de tantos pacientes terminais, das mais variadas religiões, que passei a acreditar que o modo como levamos a vida é mais importante que nossa fé. Já vi muita gente religiosa e não religiosa ter uma vida incrível e plena. Não acho que uma opção seja melhor que a outra. O que considero, sim, importante é encontrar paz interior e felicidade – seja lá o que isso signifique para você. Minha experiência me mostrou que as pessoas mais felizes no fim da jornada são aquelas que estão em paz com a vida que levaram e que se sentem confortáveis acreditando ou não em algo após a morte.

Aprendi também que, qualquer que seja nossa crença, todos nós morremos da mesma forma. Já vi pacientes ateus e céticos receberem a visita de entes queridos que já partiram, tanto quanto pacientes devotos. Assim, não acho que exista uma explicação possível para tudo que acontece na Terra, menos ainda para o que acontece depois que deixamos nosso corpo físico. Acredito que nossos entes queridos vêm nos buscar quando morremos, mas não acho que isso se deva a uma reação química no cérebro. Há uma grande diferença entre alucinações e as visitas que descrevi neste livro; já testemunhei os dois casos. Enquanto as alucinações podem assumir qualquer forma – como uma aranha subindo na parede ou móveis se mexendo ao nosso redor –, as visitas de entes queridos são conscientes e realistas para quem as descreve. Enquanto as alucinações podem provocar ansiedade e medo, as visitas trazem uma sensação de paz e tranquilidade.

Ciente de tudo isso, encontrei minha paz no meio-termo. Eu me apoio nas experiências religiosas que tive, como a que vivenciei na igreja quando descobri que estava grávida. Reconheço a dor e o sofrimento no mundo, que vi de perto ao trabalhar no pronto-socorro. E as semelhanças entre as várias experiências dos meus pacientes terminais me levaram a concluir que existe *algo* depois desta vida. Saber que estou sendo guiada, que nunca sabemos o que os outros estão passando e que esta vida não é o fim de tudo – é isso que tem me ajudado a levar uma vida da qual me orgulharei quando chegar minha hora, seja amanhã ou daqui a setenta anos.

Eu me sinto privilegiada por continuar fazendo esse trabalho que assumi inesperadamente, mas que creio ser minha vocação. Hoje cumpro meio expediente, equilibrando trabalho e maternidade; sou mãe não apenas de Brody, mas também de mais duas meninas, filhas minhas e de Chris (a segunda está sendo gerada em meu ventre enquanto escrevo este livro).

Apesar de ainda ser mais nova que a maioria dos meus colegas, não sou mais uma enfermeira novata – na verdade, já me considero quase veterana, pois a carreira nos cuidados paliativos geralmente é breve. Meu trabalho me modificou profundamente não apenas como enfermeira, mas também como pessoa. Não entrei nessa especialidade esperando mudar nada, mas, quando olho para trás, vejo que hoje estou mudada e que minha visão de mundo foi transformada pelo meu trabalho e pelos meus pacientes.

Embora eu reconheça o valor e a importância do meu trabalho (e de todos os profissionais da área), nossos pacientes nos ajudam tanto quanto nós a eles. Tive a oportunidade única de me cercar de pessoas que estavam no fim da vida. Em geral, elas estão cientes da proximidade da morte e já refletiram sobre todas as experiências que, em conjunto, constituíram uma vida inteira. Muitas manifestam o desejo de compartilhar seus conselhos mais valiosos. E é nesse momento que eu passo a conhecê-las.

Levo muito a sério a sabedoria e as histórias que decidiram me contar. Permiti que elas me transformassem. E é por isso que eu *sempre, sempre* faço questão de comer o bolo.

AGRADECIMENTOS

Este livro não teria sido possível sem meu marido, Chris, que tantas vezes levou e buscou as crianças na creche, que as colocou para dormir, que me fez companhia no sofá enquanto eu escrevia até tarde da noite, que me apoiou enquanto eu enfrentava as lembranças mais difíceis da minha infância... Saiba que suas contribuições silenciosas, mas enormes, não passaram despercebidas a cada dia.

Não dá nem para mensurar tudo que minha mãe fez por mim naqueles anos assustadores e incertos da minha juventude. Quando outros familiares me viraram as costas, você me abriu os braços e deixou claro que estaria sempre ao meu lado.

Uma pessoa que mencionei brevemente no livro, mas que foi muito importante para mim nos difíceis anos da faculdade, foi minha amiga Summer. Nunca esquecerei nossa conversa quando cogitei desistir da enfermagem. Pensei que você apoiaria qualquer decisão que eu tomasse, mas não: você protestou. Disse que desistir não era uma opção e que precisávamos pensar num jeito de eu me formar. Se não fosse você, eu não seria enfermeira hoje.

Também quero agradecer a todos os professores de enfermagem que tive na Northwest Florida State College. Já ouvi muitas histórias de terror envolvendo esse corpo docente, mas minha experiência foi positiva. Embora vocês nunca tenham pegado leve com nenhum de nós, posso dizer com confiança que me prepararam para meu primeiro emprego em enfermagem, ensinando-me mais do que habilidades clínicas – vocês me ensinaram a cuidar de pessoas, não apenas de pacientes. Vocês se preocupam em tornar seus alunos os melhores enfermeiros possíveis, e está claro que a docência significa muito para vocês.

Obrigada a todos da Verve Talent, especialmente a Noah. Quando o conheci, há dois anos, ainda muito nova no mercado editorial, eu estava assustada e apreensiva. Você e sua equipe sempre zelaram pelo meu bem-estar acima de tudo, pelo que serei eternamente grata. Conversando com outros escritores, descobri que não é normal seu agente literário te acalmar como um terapeuta quando você diz "Estou tão ansiosa que acho que vou vomitar". Bem, acho que tive sorte então. Sou grata a vocês por terem tornado a experiência não apenas suportável, mas também divertida.

Obrigada a Sara e a toda a equipe da Ballantine por terem dado uma chance a uma jovem autora. Escrever sobre uma fase tão vulnerável da vida é aterrorizante, mas sempre me senti segura e apoiada por vocês.

Por fim, agradeço aos meus três filhos: Brody, Callie e Aristea. Eu moveria o mundo por vocês. Espero enchê-los de orgulho.

UM AGRADECIMENTO ESPECIAL

As doze histórias que narrei aqui representam lições que aprendi com cada paciente. Sou grata a todos vocês.

Glenda, minha primeira paciente cuja morte testemunhei como enfermeira de cuidados paliativos, você foi o alicerce de todos os pacientes que vieram depois. Agradeço por ter compartilhado tão abertamente suas experiências comigo para que eu pudesse entender melhor as diferenças entre alucinação e visita de entes queridos que já se foram. Com você comecei a entender o que tantos passam no fim da vida.

Carl. Ah, Carl... Não tenho palavras para descrever o que eu lhe diria se pudéssemos conversar mais uma vez hoje. Obrigada por ter confiado em mim e permitido que eu me aproximasse de você e sua esposa. Você me inspira diariamente a ser aquela mesma jovem enfermeira, determinada a tocar o coração de cada paciente. Espero que você e Anna estejam dançando juntos no Céu. Hoje tenho duas meninas e sempre penso em você e sua esposa. Não consigo nem imaginar o sofrimento que passaram. Sinto sua falta, mas agora entendo mais do que nunca a felicidade que você deve ter sentido ao ser recebido por Anna após sua partida.

Obrigada, Sue, por ter discutido abertamente suas crenças

comigo e compartilhado os altos e baixos da sua história. A tranquilidade que senti regando suas plantas e dobrando sua roupa lavada me permitiu desacelerar um pouco e refletir sobre minhas próprias crenças. Agora entendo que, independentemente da fé, as pessoas mais felizes são aquelas que estão em paz com aquilo em que acreditam.

Sandra, você e seu marido me ajudaram a entender que dinheiro, sorte e circunstâncias não mudam o desfecho de todos nós. Hoje sei que ter uma vida "perfeita", como acredito que vocês tiveram, não anula o fato inevitável de que todos morreremos um dia. O que mais admirei foi o amor altruísta que vocês tinham um pelo outro e pelas pessoas ao redor. Obrigada por terem confiado em mim para cuidar de vocês. Espero seguir seus passos, não para também morar numa mansão, mas para me dedicar aos outros como vocês se dedicavam.

Elizabeth, queria que você não tivesse partido tão cedo. Sua sabedoria e sua positividade, mesmo nas situações mais difíceis, inspiraram milhões de pessoas. Fiquei surpresa com a repercussão profunda que sua história teve quando a contei no TikTok. Houve até quem tatuasse no corpo as suas palavras. Obrigada por ter sido tão vulnerável comigo, me fazendo enxergar o mundo de uma perspectiva diferente. Olhando para trás, mesmo depois de tantos anos recuperada, ainda me sinto tola por ter perdido tanto tempo me preocupando com meu peso em vez de simplesmente "comer o bolo".

Edith, você me mostrou que a demência e a doença de Alzheimer são muito mais complexas do que eu imaginava. Hoje entendo que existem fatores além da nossa compreensão que permitiram a você desafiar os limites rígidos do seu prognóstico. Sempre me lembro de você ao cuidar de pacientes com demência e faço questão de verbalizar o que estou fazendo e por quê, como faria com qualquer paciente lúcido.

Reggie e Lisa, revivi nossos encontros muitas vezes, não apenas na terapia, mas também na minha cabeça. Durante muito tempo, senti que era um quebra-cabeça que eu podia montar: *Se ao menos eu pudesse voltar atrás e descobrir a fração de segundo em que errei, eu poderia ter impedido a morte de Lisa.* Mas, por causa de vocês dois, aprendi que ninguém tem o controle que imagina ter. Queria que sua história tivesse outro desfecho, mas foi essa história que finalmente me fez buscar a terapia necessária. A terapia mudou meu jeito de lidar com dificuldades em todas as áreas da vida, inclusive no meu casamento, na minha família e no meu trabalho. Eu preferiria que você, Lisa, estivesse ao meu lado nessa jornada, mas entendo que só posso olhar para a frente. Espero que sua história continue viva para incentivar qualquer pessoa que esteja lendo este livro e precise de ajuda a buscar apoio sem medo de julgamento.

Lily, durante o breve tempo que conheci você e Allison, sua história me inspirou de muitas maneiras. Não apenas refleti sobre minha vida, tentando identificar meus amigos verdadeiros, como também decidi *ser* uma amiga verdadeira. Aprendi que nem todas as amizades duram para sempre, e tudo bem. Não há problema em deixar que algumas amizades desapareçam, sem ressentimentos, para abrir espaço para os amigos eternos.

Minha maravilhosa sogra Babette, meu sogro, minha cunhada, meus cunhados e meu marido receberam a mim e a Brody de braços abertos durante o período mais difícil da família. Meu receio era que não me aceitassem como mãe solo enquanto eles mesmos estavam perdendo a matriarca. Nunca vou me esquecer do amor que recebi apesar do momento terrível, e sei que grande parte desse amor e dessa aceitação foi legado de Babette. Babette, estou sempre pensando em você e espero deixá-la orgulhosa, como enfermeira e como mãe. Sei que você continua cuidando de Brody, de Chris e de mim, e não tenho dúvida de que escolheu a dedo as duas meninas que vieram abençoar nossa família. Faço questão de que elas cresçam conhecendo seu amor.

Albert, você me fez examinar meus valores morais como nunca. Antes de conhecê-lo, eu nem percebia quanto agia no piloto automático, seguindo processos e instruções sem questionar. Desde então aprendi como é importante colocar o ser humano antes do funcionário. Depois que cuidei de você, mudei minha forma de agir como enfermeira. Posso não ser mais a funcionária do mês, mas agora defendo meus valores – e isso é muito mais importante para mim.

Frank, naquele dia em que conversamos no seu quarto, eu não imaginava que um dia realmente escreveria um livro. Achei graça da promessa que fiz com o dedo mindinho, mas aposto que é você quem está rindo agora. Muitas vezes me pergunto se, de alguma forma, você sabia. Sua crença inabalável... bem... na *falta* de crença me fez entender que nossos entes queridos continuarão vindo nos buscar, não importa nossa fé.

E não tenho palavras para explicar as emoções que senti ao cuidar de você, Adam. Você foi meu primeiro paciente com glioblastoma depois que perdi minha sogra, e ainda por cima sua família era parecida com a minha. Foi difícil não levar para o lado pessoal. Desde então compreendi que nossas semelhanças fizeram de mim uma enfermeira melhor para você; pude defendê-lo porque entendia melhor sua situação. Hoje, graças a você, não só me ofereço para atender pacientes com glioblastoma, como também compreendo melhor que a vida profissional e a pessoal não precisam ser completamente separadas. Como meu trabalho me mostrou diversas vezes, há mundos que colidem.

SOBRE A AUTORA

Hadley Vlahos é enfermeira especializada em cuidados paliativos, mãe e esposa. Iniciou sua carreira na enfermagem aos 22 anos. Hoje atende pacientes terminais em domicílio e compartilha histórias sobre cuidados paliativos nas redes sociais, onde já conta com 2,5 milhões de seguidores.

TikTok: @nursehadley
Instagram: @nursehadley

CONHEÇA ALGUNS DESTAQUES DE NOSSO CATÁLOGO

- Augusto Cury: Você é insubstituível (2,8 milhões de livros vendidos), Nunca desista de seus sonhos (2,7 milhões de livros vendidos) e O médico da emoção
- Dale Carnegie: Como fazer amigos e influenciar pessoas (16 milhões de livros vendidos) e Como evitar preocupações e começar a viver
- Brené Brown: A coragem de ser imperfeito – Como aceitar a própria vulnerabilidade e vencer a vergonha (900 mil livros vendidos)
- T. Harv Eker: Os segredos da mente milionária (3 milhões de livros vendidos)
- Gustavo Cerbasi: Casais inteligentes enriquecem juntos (1,2 milhão de livros vendidos) e Como organizar sua vida financeira
- Greg McKeown: Essencialismo – A disciplinada busca por menos (700 mil livros vendidos) e Sem esforço – Torne mais fácil o que é mais importante
- Haemin Sunim: As coisas que você só vê quando desacelera (700 mil livros vendidos) e Amor pelas coisas imperfeitas
- Ana Claudia Quintana Arantes: A morte é um dia que vale a pena viver (650 mil livros vendidos) e Pra vida toda valer a pena viver
- Ichiro Kishimi e Fumitake Koga: A coragem de não agradar – Como se libertar da opinião dos outros (350 mil livros vendidos)
- Simon Sinek: Comece pelo porquê (350 mil livros vendidos) e O jogo infinito
- Robert B. Cialdini: As armas da persuasão (500 mil livros vendidos)
- Eckhart Tolle: O poder do agora (1,2 milhão de livros vendidos)
- Edith Eva Eger: A bailarina de Auschwitz (600 mil livros vendidos)
- Cristina Núñez Pereira e Rafael R. Valcárcel: Emocionário – Um guia lúdico para lidar com as emoções (800 mil livros vendidos)
- Nizan Guanaes e Arthur Guerra: Você aguenta ser feliz? – Como cuidar da saúde mental e física para ter qualidade de vida
- Suhas Kshirsagar: Mude seus horários, mude sua vida – Como usar o relógio biológico para perder peso, reduzir o estresse e ter mais saúde e energia

sextante.com.br